INSTITUT DE FRANCE.

EXPLICATION

DE

NOMBREUX PHÉNOMÈNES

QUI SONT UNE

CONSÉQUENCE DE LA VIEILLESSE

TROISIÈME MÉMOIRE

PAR

M. E. CHEVREUL
Doyen des étudiants de France.

(EXTRAIT DU T. XXXIX DE L'ACADÉMIE DES SCIENCES. 2me PARTIE.)

PARIS
TYPOGRAPHIE DE FIRMIN DIDOT ET Cie
IMPRIMEURS DE L'INSTITUT DE FRANCE, RUE JACOB, 56

M DCCC LXXV

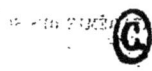

EXPLICATION

DE

NOMBREUX PHÉNOMÈNES

QUI SONT UNE

CONSÉQUENCE DE LA VIEILLESSE

TROISIÈME MÉMOIRE

EXPLICATION

DE

NOMBREUX PHÉNOMÈNES

QUI SONT UNE

CONSÉQUENCE DE LA VIEILLESSE

INTRODUCTION.

168. Si l'on veut bien se placer au point de vue où je viens d'étudier l'entendement, on verra que je l'ai envisagé relativement à ce qu'il est dans l'individu-homme, lorsque celui-ci se propose de découvrir la vérité scientifique et qu'en même temps il sent le besoin de la certitude d'avoir trouvé la *réalité* et non l'*apparence;* et qu'une grande probabilité de l'exactitude de ses observations ou de ses expériences ne le satisfaisant pas complétement, il veut encore la certitude que l'interprétation qu'il a induite de ses observations ou de ses expériences est *vraie;* et alors pour en avoir l'assurance il recourt à la *méthode* A POSTERIORI *expérimentale,* méthode d'après laquelle ses expériences ou un système de raisonnements qui en tient lieu, ne permettent

pas de douter que les *faits* ont été interprétés conformément à la vérité; et l'interprétation, ainsi contrôlée, autorise l'auteur à considérer les *faits* et leur interprétation comme une vérité démontrée. C'est donc à la méthode qu'il appartient, en défiuitive, de prononcer en dernier lieu sur la *simplicité* ou la *complexité* des *faits*.

La vérité est le caractère du *fait simple,* parce que, comme le *chiffre,* il n'exprime qu'une idée incontestablement vraie, et encore du *fait complexe,* si les faits simples dont celui-ci est la résultante ont été définis et mis en évidence (62, 63, 64, 65).

169. L'objet de ce troisième mémoire, complément des deux premiers, est l'examen des effets de la décadence de l'entendement avec l'âge, décadence qui se révèle d'abord par l'affaiblissement de la mémoire relative aux noms substantifs, et plus tard par des phénomènes nombreux et variés dont la cause première me paraît un défaut d'harmonie entre la pensée qui, tout en voulant certains mouvements musculaires, hésite, parce que la vue, ayant perdu de sa sensibilité, n'indique plus avec rapidité et certitude, comme elle le faisait dans la jeunesse, la direction et la quantité de mouvement à produire pour satisfaire la volonté, surtout lorsqu'il s'agit d'exécuter un acte concernant la conservation de l'individu; et, quand l'affaiblissement de la vue n'est pas cause unique, le défaut de souplesse des organes musculaires concourt au défaut d'harmonie avec la pensée qui commande.

170. L'opinion de la décadence de l'entendement avec l'âge n'est contestée ni par la jeunesse ni par l'âge mûr, et la preuve qu'elle compte bien des partisans, ce sont les

lois, les règlements, concernant les *mises à la retraite* par la raison d'âge. Mais cette opinion n'est pas universelle, un certain nombre d'esprits l'ont critiquée comme contraire à la vérité; je n'en citerai qu'un seul : c'est le professeur Lordat, né le 11 de février 1773 et décédé le 25 d'avril 1870, âgé de 98 ans; il appartenait à la Faculté de médecine de Montpellier, et en 1843 et 1844, il y professa vingt leçons qui ont été imprimées sous ce titre : *Preuve de l'insénescence du sens intime de l'homme, et application de cette vérité : à la détermination du dynamisme humain, à la comparaison de ce dynamisme avec celui des animaux, et à l'appréciation des résultats de certaines vivisections* (1). L'opinion du professeur Lordat est donc que l'entendement humain ne diminue point avec l'âge.

171. Je n'admets pas l'opinion de Lordat; mais, incontestablement, si je reconnais, conformément à l'opinion commune, la décadence de l'esprit avec l'âge, j'admets pourtant que toutes les connaissances ne sont pas soumises à un égal degré de décadence, que même il en est qui sont en progrès; c'est un point sur lequel je reviendrai.

172. Je me servirai dans la suite d'un certain nombre de mots de la langue ordinaire, usités aussi dans le langage philosophique avec un sens parfaitement défini, mais je préviens le lecteur qu'en général je m'en servirai avec l'acception qu'ils ont dans le langage ordinaire; et, quand je leur attribuerai un sens mieux défini, ce sens sera expliqué, par la raison qu'il n'existe que trop de mots en philosophie dont le sens est loin d'être clair et précis, surtout au point

(1) Montpellier, 1845.

de vue où je les considère lorsqu'il s'agit des idées simples ou complexes.

173. Ce mémoire est divisé en deux sections.

174. La *première* traite de l'origine de quatre catégories de connaissances humaines prises en considération pour expliquer les actes de l'entendement.

Voir les sous-divisions (178, 179, 180, 181).

175. La *seconde* présente l'exposé des phénomènes de l'affaiblissement de l'entendement avec l'âge.

Voir les sous-divisions (244, 245, 246, 247, 248, 249).

PREMIÈRE SECTION.

DE L'ORIGINE

DE QUATRE CATÉGORIES DE CONNAISSANCES HUMAINES

PRISES EN CONSIDÉRATION POUR EXPLIQUER LES ACTES DE L'ENTENDEMENT.

INTRODUCTION.

176. Le sujet que je me propose de développer maintenant pourrait paraître vulgaire aux uns, et peu compréhensible aux autres, quant à la généralité où je l'envisage, si j'entrais en matière sans le faire précéder de quelques considérations relatives à plusieurs facultés que l'on n'a pas toujours distinguées entre elles conformément à la manière dont je les distingue; et évidemment, en ne m'expliquant pas clairement sur ces distinctions, je m'exposerais, sinon à des critiques, du moins à des malentendus. Je vais donc, comme introduction à l'étude du sujet dont cette section est l'objet, exposer l'origine des quatre catégories de connaissances relatives à l'étude de l'homme et des animaux, indispensables, à mon sens, pour que mes lecteurs comprennent bien les détails de la deuxième section de ce mémoire.

177. Quatre chapitres composent cette première section.

178. *Premier chapitre.* De l'*Instinct.*

L'instinct, développé à un degré merveilleux chez les animaux, ne l'est que très-peu chez l'homme. Mais, loin que ce soit un motif pour ne pas l'étudier, c'est une nécessité indispensable pour tous ceux qui veulent connaître l'intelligence humaine, surtout quand on considère l'influence si fâcheuse que Condillac a exercée en philosophie par ses opinions sur l'instinct.

179. *Deuxième chapitre.* J'y examine des connaissances qui sont le résultat d'un exercice de mouvements musculaires répétés dont le produit concerne des actes physiques.

Ce chapitre comprend deux parties distinctes, mais évidemment appartenant au même sujet, à ce qu'on appelle la *gymnastique*, si l'on veut bien se placer à mon point de vue. Il existe effectivement une gymnastique purement pratique dont les commencements remontent à la première enfance et à laquelle on n'a pas donné l'attention qu'elle mérite pour expliquer plus tard nettement toutes les connaissances qui s'y rattachent : cette étude met en évidence l'intervention de la vue dans des mouvements du corps dont l'influence d'un certain nombre est considérable pour la conservation de notre propre existence. Cette étude rattachée à la gymnastique, telle qu'on l'enseigne aujourd'hui, donnerait à celle-ci une importance qu'elle est loin d'avoir tant qu'on négligera de prendre la première en considération ; car la gymnastique dont je parle commençant dès que l'enfant marche seul, l'exercice en est si profitable au sens de la vue que le résultat de cette première gymnastique est bien autrement important que ce qu'on appelle la *gymnastique* enseignée aujourd'hui par un maître : et je ne doute pas qu'un grand progrès serait accompli si on expliquait aux élèves tous les avantages de la première gymnastique avant de passer à l'enseignement de la seconde.

180. Le *troisième chapitre* est un examen des connaissances provenant d'un exercice préalable dont le produit concerne l'intelligence. Ces exercices ont pour objet d'apprendre à lire l'écriture à livre ouvert, et à déchiffrer les notes de la musique, soit pour chanter à livre ouvert, soit à la fois pour déchiffrer les notes à livre ouvert et en reproduire les sons musicaux avec des paroles et au moyen d'instruments.

181. Le *quatrième chapitre* a pour objet l'exposition de quelques considérations relatives à l'intelligence. Il se compose de deux sous-chapitres.

CHAPITRE PREMIER.

DE L'INSTINCT.

182. L'instinct a été de tout temps pour les philosophes un sujet sérieux de réflexions, mais sur lequel ils ont répandu peu de lumière dans l'opinion où ils étaient qu'il suffisait du simple raisonnement pour le bien traiter. Frédéric Cuvier en a montré l'insuffisance, non en opposant des paroles à des paroles, mais en instituant des expériences propres à indiquer la voie dans laquelle il fallait marcher, parce qu'elles seules mettaient en évidence des *faits* propres à servir de base à des raisonnements capables de conduire à des conclusions positives. Ce n'est point une histoire des instincts des animaux que je me propose d'écrire. Je me borne à citer un certain nombre de faits dont j'ai été témoin, et, parmi ceux qui m'ont le plus frappé, je compte les expériences de Frédéric Cuvier si judicieusement instituées.

183. On avait prétendu, par exemple, que la poule, mère d'une couvée, instruisait ses petits de ce qu'ils avaient à faire immédiatement après leur sortie de l'œuf. Or l'expérience dont Frédéric Cuvier m'a rendu témoin dans la ménagerie du Muséum est absolument contraire à cette manière de voir.

Une poule couveuse fut mise avec des œufs dans un panier couvert d'un drap noir au centre d'une enceinte circulaire d'un mètre environ de diamètre, limitée par une triple rangée de pieux disposés en quinconce de manière que les petits poulets éclos ne pouvaient sortir de l'enceinte limitée, *directement,* sans se frapper contre les pieux de la rangée du milieu. Qu'arriva-t-il? C'est que chacun d'eux évita le pieu en faisant un léger détour, et, une fois hors du cercle, il allait becqueter *directement* des grains qu'on avait répandus à quelques mètres du panier; de manière qu'à sa sortie de l'œuf le petit poulet *savait* éviter les obstacles opposés à sa marche directe, et sans hésitation se précipitait *directement* pour se nourrir sur du grain que ses yeux voyaient pour la première fois.

Certes, ce fait m'a convaincu que l'instinct seul, absolument indépendant de la mère, a dirigé le petit oiseau dans les deux premiers actes de sa vie.

184. En reconnaissant l'*instinct* comme un fait inexplicable, je ne dirai pas avec Descartes que l'animal, *pure machine,* est dénué de toute intelligence; car mes propres observations sur des chiens, des chats et des singes macaques même, m'ont appris que tous les individus d'une espèce sont bien éloignés d'être égaux en facultés; et la supériorité de quelques individus sur les autres de la même espèce ne peut s'expliquer par l'instinct tel que je l'ai défini; mais dès à présent je reconnais l'impossibilité d'assimiler ce qu'on peut appeler l'*intelligence de la brute,* quelle qu'en soit le développement, à l'intelligence de l'homme, telle que je la définirai plus loin : quoi qu'il en soit, je citerai un fait doublement intéressant en ce qu'il montre la supériorité d'un individu sur d'autres individus de la même espèce, et le manque d'intelligence de ceux-ci à l'égard du

premier, et cependant il ne s'agissait que d'imiter ce qu'ils voyaient pour satisfaire à un appétit qu'ils partageaient, et ces individus, qui n'imitaient pas leur semblable, étaient des singes auxquels on attribue communément le talent de l'imitation poussée au plus haut degré. Passons au fait.

185. Lorsqu'il fut question au Muséum de construire une singerie, cette singerie appelée plus tard par un grave député (M. Auguis) le *palais des singes*, Frédéric Cuvier était frappé de l'avantage qu'il y aurait à réunir ensemble le plus grand nombre possible de ces animaux, dans la construction projetée ; mais, avec la justesse d'esprit qui le distinguait si éminemment, sachant que toute innovation peut avoir des inconvénients imprévus, il recourut à l'expérience afin de prévenir tout reproche relativement au bien-être des animaux confiés à sa garde.

Dans la singerie, dont le local devint la première ménagerie de reptiles qu'il y ait eu au Muséum, Frédéric Cuvier réunit dans une loge une dizaine de singes appartenant à une espèce du genre MACAQUE, singes réputés intelligents, et distingués des singes MAKIS à *longue queue prenante,* par une queue raide de quinze à vingt-cinq centimètres de longueur.

Une dizaine de macaques furent donc réunis et exposés aux regards du public dans une même loge. On sait que le public de la ménagerie du Muséum aime à donner à manger aux animaux qu'il voit; or, en présentant aux macaques des fruits sur une avance du plancher de leur loge qu'une grille verticale qui ne reposait pas sur le plancher les empêchait de prendre avec leurs mains, il arriva qu'un des macaques, je n'ose dire eut l'idée ou la pensée de saisir ce que le public offrait à sa société, non avec une de ses mains, cela lui était impossible, mais en faisant de sa queue un bâton qui lui permettait d'amener dans l'intérieur de la loge même l'objet de sa convoitise, convoitise partagée par tous ses semblables!

Durant plus d'une année j'ai vu fréquemment ce fait se reproduire, sans qu'il se soit trouvé un seul macaque disposé à imiter l'action dont il était témoin, et cependant tous, attentifs, ne perdaient pas d'un moment la vue de l'objet de leurs désirs, pour aviser à s'en saisir dès qu'il serait à leur portée. Eh bien! comment concilier ce fait avec l'opinion commune qui attribue à ces quadrumanes l'intelligence et la faculté d'imiter ce qu'ils voient faire, quand ce qu'ils voient est le moyen de satisfaire au plus impérieux des besoins, la faim? Quoi qu'il en soit, il est incontestable que, parmi les individus d'une même espèce, il existe des différences très-grandes, et j'en ai acquis la certitude par des observations faites dans un même lieu et successivement sur trois chattes dont chacune a été l'objet de trois à quatre ans d'études. Ce lieu situé au Muséum était un petit jardin solitaire séparé par une porte vitrée, d'un rez-de-chaussée où se trouvait ma bibliothèque et je dois ajouter que jamais ces chattes n'ont trouvé d'aliment dans le rez-de-chaussée ni même dans le jardin.

Aucune d'elles ne fit ce que les deux autres faisaient, sauf qu'elles venaient volontiers dans ma bibliothèque :

N° 1. L'une miaulait pour qu'on ouvrît la porte;

N° 2. Une autre se levait sur ses pattes de derrière et grattait contre les vitres de la porte;

N° 3. La troisième entrait quand la porte était ouverte.

Lorsque ma famille était à la campagne et que je mangeais chez le restaurateur, le n° 1 m'attendait à la fontaine Cuvier et rentrait avec moi dans le Muséum. Si je n'allais pas chez moi, elle me suivait, et, quand je m'arrêtais, elle m'attendait pour me suivre encore.

Le n° 2 ne faisait rien de semblable.

Le n° 3 étant un jour sur mes genoux, devant un poêle, le temps étant sec, en promenant ma main sur son dos, je tirai des étincelles électriques; elle ne parut pas en souffrir pendant quelque temps, mais, après un quart d'heure, elle ouvrit la gueule, m'égratigna, je lui donnai un coup de pied, j'ouvris la porte et ne la revis plus.

186. Les faits que je viens de rapporter à l'instinct, devant lesquels je m'incline comme des phénomènes sans cause, si je la cherche en dehors d'une puissance créatrice et prévoyante, n'appartiennent pas uniquement aux animaux : l'homme, dans son histoire, présente lui-même des faits qui leur sont analogues; ainsi l'enfant au sortir du sein de sa mère tette la mamelle qui lui est offerte, et, certes! la succion qu'il opère spontanément est un acte inhérent à sa nature, étranger à toute pensée, à toute réflexion, à tout enseignement préalable ; ce serait donc une *chose fatale,* incompréhensible, si une providence ne lui eût pas donné l'instinct. Un nouveau-né refusait de teter sa mère qui le tenait dans ses bras; une personne, témoin du fait, dit à la mère : « Couchez l'enfant sur le dos et présentez-lui la mamelle » ; la mère suivit le conseil, et l'enfant teta aussitôt, et après cela dans toute autre position. Malheureusement ce que l'enfant exécute sous l'empire de l'instinct s'est absolument effacé de son souvenir longtemps avant d'être par-

venu à l'âge de la réflexion, époque seulement où il pourrait chercher à se rendre compte de sa première enfance.

187. En définitive, l'instinct dirige l'animal durant toute son existence, tandis qu'il ne gouverne l'homme que dans sa première enfance, parce que, doué du libre arbitre, quand il se conduit bien, il est censé dirigé par l'*intelligence* qui le place alors si loin des animaux!

188. Si mon intention eût été de traiter de l'instinct d'une manière générale en présentant les faits les plus saillants, relativement à l'impossibilité de les expliquer, ce n'est point dans la classe des mammifères et celle des oiseaux que je les aurais choisis, mais bien dans les classes des animaux inférieurs et surtout dans celle des insectes où j'aurais cité des espèces qui déposent leurs œufs dans des organes de plantes à peine développés; de sorte que ces organes croissant, à l'époque de l'éclosion, les larves sortiront des œufs et trouveront la nourriture nécessaire à leur développement. Enfin les larves deviendront chrysalides, puis insectes parfaits, et alors ils s'accoupleront et les femelles déposeront leurs œufs dans les mêmes conditions que celles où l'ont été les œufs dont elles sont sorties, de manière que ni les pères ni les mères ne connaîtront leur progéniture à partir de la ponte, et seront incapables dès lors de contribuer en quoi que ce soit à leur existence. Mais, n'ayant parlé de l'instinct qu'à propos de l'homme, je me suis borné aux animaux qui en sont le plus rapprochés et à ceux dont j'ai pu moi-même observer les actes instinctifs.

CHAPITRE II.

CONNAISSANCES RÉSULTANT D'UN EXERCICE DE MOUVEMENTS MUSCULAIRES RÉPÉTÉS DONT LE PRODUIT CONCERNE DES ACTES PHYSIQUES.

---

189. Lorsqu'on voit beaucoup d'enfants réunis dans un même lieu, soumis à un même régime et livrés à eux-mêmes aux heures de récréation, dans un collége par exemple, on observe, sinon la première fois qu'on est témoin de leurs jeux, mais après un certain nombre d'observations, des différences entre eux absolument analogues à celles qu'ils présentent au point de vue de leurs études.

Sans doute ils sont heureux de leur récréation, mais tous n'ont pas la même disposition à jouer, ni la même force, ni la même adresse; ils profitent de ces exercices et plus tard ils se féliciteront même de s'y être livrés pour des motifs divers, une santé fortifiée, plus d'agilité dans les membres, plus d'adresse à exécuter une infinité d'actes physiques.

En effet, l'exercice de la course, du saut, du jeu de boule, du palet, l'*exercice fréquent de la proportion de l'effort à l'effet qui en est la conséquence,* fruit d'un exercice incessant, peut, dans certains esprits, n'être pas sans conséquence pour l'intelligence, lorsque la réflexion se portera sur ces actes si simples en apparence à la plupart de ceux qui s'y livrent, et à ceux mêmes qui leur doivent une sorte de réputation, et, si ma mémoire ne me trompe pas, je citerai Chamillart dont l'adresse au billard ne fut pas étrangère à sa fortune politique, comme l'habileté à tous les jeux de société avait été si utile à la fortune du marquis de Dangeau!

190. En définitive, quand on considère ce qu'on acquiert de force et d'adresse en se livrant à ces jeux où les muscles, sans cesse en action, disposent ceux qui les ont pratiqués avec persévérance et succès à exécuter des *actes physiques* dont la manifestation est si merveilleuse par la rapidité et l'à-propos, on est tenté de les assimiler à des actes instinctifs; mais le faire serait une erreur : ils s'en distinguent absolument, puisqu'ils sont bien en réalité le produit de l'habitude, ou, en d'autres termes, de mouvements volontaires incessamment répétés. . . . .

191. Mais tout ce qui précède suffit-il pour se rendre un compte exact de *cette proportion de l'effort à l'effet* qui en est le résultat? Non certainement, surtout après ce que j'ai dit de l'intervention *de l'analyse et de la synthèse mentales* dans tous les cas où il s'agit de l'examen des cas complexes. Or, en me bornant à ce qui précède, j'aurais omis un *fait capital* sans lequel il est impossible, je ne dis pas d'expliquer, mais de se rendre un compte satisfaisant du plus grand nombre des faits du ressort de ce chapitre : c'est la *grande importance du sens de la vue* dans les faits auxquels je fais allusion. Or cette importance est incontestable, que dis-je? est de toute évidence, dans le jeu de palet, dans le jeu de boule, dans le jeu de billard, dans la course pour passer par-dessus un obstacle, pour franchir un fossé, etc., etc., etc. C'est donc la *vue* qui agit d'abord, puis la pensée

qui commande au système musculaire la quantité de force nécessaire à l'acte qu'on veut exécuter.

Négliger l'intervention de la *vue* dans les actes dont nous parlons, c'est rendre impossible de s'expliquer les effets de l'âge sur l'affaiblissement des facultés humaines; et l'affaiblissement de la vue se fait sentir en général longtemps avant que l'âge ait affaibli le système musculaire.

CHAPITRE III.

CONNAISSANCES RÉSULTANT D'UN EXERCICE PRÉALABLE DONT LE PRODUIT CONCERNE L'INTELLIGENCE.

---

192. L'exercice de la lecture des mots et de la lecture des notes de la musique est tout à fait analogue aux exercices précédents (chapitre II) aussitôt que l'étudiant est parvenu à lire à livre ouvert : soit *a*) les caractères de l'écriture ou de l'impression, soit *b*) les notes de la musique.

a) *Lecture des caractères de l'écriture ou de l'impression.*

193. La lecture des mots à livre ouvert n'est possible qu'après que le lecteur est devenu capable de saisir l'ensemble des lettres d'un mot avec plus de rapidité qu'il ne distinguait chaque lettre d'un mot quand il apprenait à lire. On conçoit donc qu'il existe une étude de la vue portant à la fois sur l'étendue que les lettres occupent dans chaque mot et sur les linéaments propres à chacune d'elles, exercice de la vue qui précède d'un instant indivisible le moment où la bouche prononce le mot exprimé par l'ensemble des lettres.

Dans la lecture à livre ouvert, si un nom propre étranger se présente pour la première fois, vous le lisez sans doute moins rapidement que les mots avec lesquels vous êtes familiarisé, mais vous ne l'épelez pas. Votre vue le décompose en syllabes, et vous arrivez en définitive à le prononcer sans hésitation apparente.

Ainsi la *vue*, l'*appareil vocal* sont en parfait accord, comme la *vue* l'est avec le *système musculaire* dans les phénomènes du chapitre précédent !

Je développerai plus loin, deuxième section, combien il importe pour que la lecture soit facile à tout âge de conserver les formes des caractères d'imprimerie, lettres et chiffres, qui ont fait la renommée des grands typographes, pour peu qu'on attache de l'importance à lire avec facilité quand l'âge se fera sentir.

b) *Lecture des notes de la musique.*

194. Lorsqu'il s'agit de la lecture des notes de la musique, il faut distinguer des cas différents :

1° Le cas le plus simple est celui des notes avec les sons qu'elles expriment; ce cas correspond à la lecture des caractères de l'écriture ou de l'impression;

2° Un cas moins simple est celui où vous chantez des paroles correspondantes aux sons musicaux exprimés par des notes. Évidemment il y a une double lecture, sons musicaux et sons articulés;

3° Enfin, le cas le plus compliqué est celui où vous chantez des paroles en les accompagnant vous-même des sons d'un instrument, soit piano, soit violon, etc.

Je présente ici les faits conformément à ce que j'ai dit de l'analyse et de la synthèse mentales (62, 63, 64, 65).

Ainsi dans le premier cas, accord de la *vue* avec l'*organe vocal ne prononçant que des sons musicaux*;

Dans le second cas, accord de la *vue* avec l'*organe vocal prononçant à la fois des sons musicaux et des sons articulés*;

Dans le troisième cas, accord de la *vue* avec l'*organe vocal prononçant à la fois des sons musicaux et des sons articulés*, et *de plus avec le système musculaire touchant du piano ou jouant du violon*, etc.

195. En définitive, ne procédons-nous pas du simple au complexe, en montrant l'analogie de l'exercice du sens de la vue et du système musculaire dans des exercices qu'on peut qualifier de gymnastique (chapitre II), avec l'exercice du sens de la vue, de l'organe vocal proférant à la fois sons musicaux et sons articulés, et du système musculaire jouant d'un instrument?

N'est-ce pas le comble de l'art humain que des exercices aussi compliqués que ceux que nous venons d'examiner, s'exécutent avec une telle rapidité et une telle précision qu'ils soient comparés sous ce rapport avec les actes de l'instinct?

Enfin l'*influence de la vue dans tous ces actes* montrera qu'en en négligeant l'importance il est impossible d'avoir une idée exacte de l'influence de l'âge sur les facultés de l'homme. C'est ce que j'exposerai dans la DEUXIÈME SECTION.

CHAPITRE IV.

CONNAISSANCES QU'ON ATTRIBUE A L'INTELLIGENCE.

PREMIER SOUS-CHAPITRE.

LES ANIMAUX AU POINT DE VUE DES FACULTÉS INSTINCTIVES ET INTELLECTUELLES.

196. Arrivé à traiter de l'intelligence humaine, je ne puis le faire sans reparler des animaux, mais non pour émettre des idées précises sur des facultés qui semblent d'un ordre plus élevé que l'instinct et se rapprocher de l'intelligence; et ici je fais allusion à l'individu macaque dont j'ai parlé (185) qui faisait usage de sa queue comme d'un bâton pour satisfaire à sa convoitise, tandis que neuf individus de son espèce, animés du même désir, le voyaient faire sans l'imiter. En attribuant cette action à une faculté supérieure à l'instinct de ses neuf compagnons, j'ai parlé d'une apparence, et c'est pour ne point dépasser l'interprétation du *fait* que j'élèverai la question de savoir si la supériorité de l'un d'eux sur les neuf autres ne tiendrait pas à l'instinct même qui, moindre chez ceux-ci, ne leur aurait pas permis d'imiter l'exemple donné par le dixième? Car évidemment, à mon sens, on ne peut poser en principe que tous les individus *vertébrés à sang chaud d'une même espèce soient égaux en instinct*. Ma pensée étant ainsi clairement énoncée, avant

de parler de l'intelligence humaine telle que je me la représente, je vais examiner les animaux dans un premier sous-chapitre au point de vue de leurs facultés instinctives et intellectuelles relativement à l'homme.

Voici le tableau des trois articles de ce sous-chapitre avec leurs sous-divisions :

ARTICLE PREMIER.

ANALOGIES ET DIFFÉRENCES DES ANIMAUX ET DE L'HOMME.

197. Les personnes qui ont une idée juste des analogies de l'homme avec les animaux et des différences par lesquelles il s'en distingue, sont plus rares qu'on ne le pense généralement.

Souvent on en rencontre qui ne voient les analogies que d'une manière incomplète ; leurs études ayant surtout porté sur les qualités morales et intellectuelles de l'homme, elles sont persuadées que l'étude des animaux était peu digne de leur attention ; et en cela d'une opinion contraire à celle de Buffon, lorsque le grand naturaliste a dit avec tant de raison : « Si les animaux n'existaient pas, la nature de l'homme « serait encore plus incompréhensible qu'elle ne l'est. »

D'autres personnes, ayant consacré leur temps particulièrement à l'étude des animaux au point de vue de la forme et de la classification, n'ont donné qu'une faible attention à l'étude des qualités morales et intellectuelles de l'homme, et dès lors elles ont été conduites à le rapprocher le plus possible des animaux.

198. Aucune de ces opinions extrêmes n'exprime la vérité; toutes les deux tiennent à un genre d'erreur trop fréquent dont la moindre réflexion cependant reconnaît clairement la cause dans l'importance exagérée que nous attachons à nos études actuelles ou à celles de nos amis, et dès lors au peu d'importance dont nous paraissent des études différentes, et heureux les savants occupés de ces dernières, lorsqu'on ne parle de leurs travaux qu'avec indifférence, sans que le dédain les rejette comme inutiles ou insignifiants, ainsi que cela est arrivé plus d'une fois!

199. Quelle est la réalité des choses?

C'est que les philosophes ne peuvent parler de l'homme avec vérité, de ses penchants, de ses passions, de son intelligence et de sa moralité même, sans avoir étudié les animaux, leurs instincts, et la faculté qui rapproche quelques-uns d'entre eux, de l'entendement de l'homme. En définitive, le livre de Condillac est là comme preuve de ce que j'avance; il signale l'écueil où vont échouer tous ceux qu'une réputation acquise rend assez téméraires comme l'auteur pour trancher des questions, qui, quand elles sont susceptibles de solution, ne peuvent la recevoir que d'observations précises dont l'interprétation est soumise au contrôle expérimental.

200. Je m'explique comment beaucoup de zoologistes

préfèrent rester dans ce qu'ils nomment le *positif* en étudiant les animaux au point de vue de leur forme et de leur classification; je comprends même comment il en est qui, sortant de cette étude, envisagent les animaux sous le rapport de l'anatomie et de la physiologie ; mais, s'ils prétendent rester dans le domaine du *positif*, c'est à la condition, qu'après l'étude comparative des organes de l'homme avec ceux de même nom d'un animal, ils ne dépasseront pas la *réalité du visible*, en donnant comme l'expression des *faits observés*, des interprétations qui, préalablement, n'auraient point été soumises au contrôle exigé de la *méthode* A POSTERIORI *expérimentale*.

201. A cette occasion, je suis fidèle à cette méthode, en disant la pensée tout entière que m'inspire l'amour de la vérité, parce qu'en définitive ne prétendant exercer aucune force coercitive contre une opinion quelconque qui n'est pas la mienne, je ne demande à ceux qui en avancent une avec assurance comme l'expression de la vérité, *que de vouloir bien en donner une preuve incontestable*. Or est-ce de l'exigence, lorsque tant de personnes, sous l'invocation de la *science* POSITIVE, disent-elles, ont énoncé des opinions dont la *base est une* NÉGATION? Tranchons le mot, c'est surtout dans les questions relatives au monde vivant que des opinions que je ne puis admettre comme prouvées ont été avancées comme telles par leurs auteurs sans la moindre hésitation.

202. On pourrait citer plus d'un exemple où l'auteur a fait ce raisonnement :

« Je ne comprends pas telle chose, donc cette chose « n'existe pas. »

Et voilà ce qu'on a quelquefois appelé *positif! Positif* qui en définitive est *ignorance*.

Si l'auteur en restait là, il n'y aurait rien à dire. Mais il en est autrement : il raisonne, et raisonne sans se préoccuper si la chose qu'il ne connaît pas, n'avait pas en elle quelque chose d'actif afférent à son sujet. Car, s'il en était ainsi, en omettant l'existence de cette *cause d'activité*, il commettrait une erreur évidente; c'est donc à lui qu'il appartient de prouver que son raisonnement est indépendant de cette cause d'activité; conséquemment, lors même que ce dont il n'admet pas l'existence, parce qu'il ne la conçoit pas, existerait, il serait sans influence sur le point qu'il considère.

Je demande à tous ceux qui ont cultivé sérieusement une science éminemment progressive aboutissant au *concret*, ou, en d'autres termes, aboutissant à la connaissance des *substantifs propres physiques*, si ce qui était ignoré la veille n'est pas souvent le lendemain la *réalité*, le *fait?* Et s'il n'est pas quelquefois arrivé que l'on ait proclamé *erreur* ce que la veille on croyait *vérité?*

Ma conclusion est donc de bien se garder, dans les sujets aussi complexes que le sont les sciences relatives aux êtres vivants, de devancer l'interprétation des faits par de pures hypothèses.

Conformément à ces idées et pour éviter le reproche d'hypothèses, de suppositions, d'opinions préconçues, je vais reprendre la classification des êtres vivants afin de montrer la part faite par les naturalistes aux facultés instinctives et intellectuelles dans leurs classifications, et pour que le lecteur puisse apprécier les raisons que j'ai d'insister sur l'importance qu'ils accordent explicitement ou implicitement aux organes visibles dont ils expliquent les fonctions, et les hypothèses qu'ils avancent ou le silence qu'ils gardent sur des *faits réels* qui, en définitive, ne se rattachent pas à des organes visibles. Si je me trompais sur la grande importance que j'attribue à ces considérations, je dis sans hésitation que mon excuse serait dans mon amour de la vérité.

C'est donc avec l'intention qu'on évite de se laisser entraîner à des hypothèses dans un sujet aussi complexe que l'est celui dont je parle, que je passerai en revue les études diverses dont les êtres vivants ont été l'objet à des points de vue divers sans doute, mais qui, en définitive, se rattachent à la connaissance de leurs facultés instinctives et intellectuelles.

ARTICLE DEUXIÈME.

DE LA MÉTHODE NATURELLE.

203. Lorsqu'on réfléchit à la manière dont on a envisagé la méthode naturelle au point de vue de la classification des êtres vivants, on en conçoit sans peine l'importance, et rien ne satisferait plus l'esprit désireux de contempler le monde vivant dans l'ensemble des harmonies que présenterait le tableau de la distribution des plantes et des animaux, que la réalisation de la pensée de cette méthode!

Voilà ce qui est vrai pour les amis des idées générales et de la science des êtres vivants.

204. Mais, si des généralités on descend aux détails, on apercevra plus d'une imperfection, dont la cause est qu'à une époque donnée on ne peut classer les espèces qu'avec

les attributs que l'on connaît à chacune d'elles. Et s'il y a eu un progrès réel, incontestable dans la classification naturelle des familles végétales, c'est lorsque Antoine-Laurent de Jussieu a posé en principe que la base de cette classification ne devait pas reposer sur le *nombre* des attributs semblables que les espèces végétales présentent à l'observation, mais bien sur l'*importance* des caractères de similitude ; il a été créateur d'un principe, et ce principe reconnu, adopté et appliqué par Cuvier à la classification des animaux, a valu le titre d'homme de génie à Antoine-Laurent de Jussieu.

205. Mais quelle a été pour Antoine-Laurent de Jussieu la valeur respective des caractères? C'est le degré de leur constance et persistance dans les individus des mêmes espèces, et il était difficile de mieux choisir ; mais, pour rester dans le vrai et faire apprécier l'exposé des difficultés vraiment considérables, qu'à mon sens les naturalistes doivent surmonter en classant les êtres vivants d'après la méthode naturelle, il est absolument nécessaire de distinguer l'application de cette méthode selon qu'elle se rapporte à la classification des espèces végétales ou à celle des espèces animales.

Je vais donc examiner la méthode naturelle successivement en botanique, puis en zoologie.

§ I.

De la méthode naturelle en botanique.

Je répète ce que j'écrivais en 1825 dans le *Journal des savants,* en rendant compte du *Traité de minéralogie* de

Beudant : c'est que la *méthode naturelle,* appliquée aux plantes par Antoine-Laurent de Jussieu, s'arrête *au groupe des familles,* de sorte que les groupes qui leur sont supérieurs se trouvent en dehors de la *méthode naturelle.* Ce jugement, à ma grande satisfaction, fut confirmé en 1842 par Adrien de Jussieu, le digne fils de l'auteur du *Genera plantarum,* qui, lui aussi, fut un savant distingué par l'esprit et la netteté des idées!

§ II.

De la méthode naturelle en zoologie.

206. Que l'on veuille bien maintenant considérer qu'il en est tout autrement de la méthode naturelle appliquée aux animaux. Les groupes d'un ordre supérieur aux groupes des *espèces,* des *genres* et des *familles,* sont déduits de la comparaison des espèces animales avec l'homme, dont la supériorité sur elles est incontestable; dès lors on voit immédiatement qu'aucun terme de comparaison analogue n'existant pour les espèces végétales, leur distribution en groupes supérieurs aux familles n'a été fondée jusqu'ici que sur des probabilités plus ou moins grandes, et non sur cette certitude qu'apporte à la classification des espèces animales leur comparaison avec l'homme, qui à tous égards est leur supérieur.

207. Après cette exposition des faits que j'ai toute raison de croire fondée, je vais m'occuper exclusivement de l'application de la méthode aux espèces animales telle que je la considère au point de vue le plus élevé, et, de cette ma-

nière de l'envisager, je déduirai des considérations propres à mettre en évidence les lacunes de la science actuelle qui ne permettent pas de répondre à des exigences auxquelles il me semble qu'il faudrait satisfaire pour élever la méthode à cette hauteur de vue où il lui serait permis de croire qu'elle a rempli toutes les conditions que comporte le savoir humain dans l'accomplissement d'une telle œuvre.

208. Les savants occupés de la distinction des espèces animales s'accordent tous à placer l'homme à la tête de la classification, et, à ce titre, les autres espèces doivent lui être subordonnées. Cette manière de voir est d'ailleurs pleinement confirmée par l'étude que font l'anatomiste et le physiologiste de la structure et des fonctions de ses organes en s'éclairant des lumières des sciences susceptibles d'imprimer à leurs recherches toute la précision désirable. Mais, après l'étude la plus approfondie du *visible*, peut-on déduire de la connaissance des organes des conclusions incontestables propres à expliquer les faits relatifs à l'instinct et à l'intelligence, de manière à déterminer avec certitude les degrés respectifs de ces facultés chez les diverses espèces animales et chez les divers individus d'une même espèce? Peut-on dire, en se bornant à l'observation des organes visibles de l'homme, qu'il est possible d'expliquer comment il se distingue des espèces animales, et comment les individus humains se distinguent les uns des autres au point de vue de leurs facultés intellectuelles respectives?

209. Qu'on ne déduise point de ce que je viens de dire, que je méconnais les vérités dont la connaissance de l'homme est redevable à l'anatomie, à la physiologie et à

des savants qui, comme médecins, se sont montrés hommes de génie par la manière précise dont ils ont étudié comparativement les mêmes organes chez l'homme en santé et l'homme malade, et qui, de cette étude comparative, ont tiré des conséquences que le temps a confirmées. Il y a plus, c'est que je me plais à reconnaître que l'excellence de ces travaux est telle qu'elle n'a pas peu contribué à me donner ou à fortifier les idées que j'ai exposées.

210. Mais une fois cette justice rendue à des conclusions acceptées comme vraies, je ne puis mettre sur la même ligne, comme expression de la vérité, de prétendues théories générales établies sur de pures hypothèses, quelque bruit qu'aient fait dans le monde des salons, quelque prolongées qu'aient été dans des académies des discussions élevées à leur sujet, par exemple : tout en appréciant la valeur scientifique de travaux dont les auteurs se nomment Gall, Étienne Geoffroy Saint-Hilaire, etc., je ne puis reconnaître comme travaux vraiment scientifiques ni la phrénologie, ni l'unité de composition, etc.

211. Le mot *phrénologie* me conduit naturellement à parler des tentatives diverses faites à des époques bien différentes, mais toujours avec l'intention de pénétrer de l'extérieur de l'homme et des animaux à leur intérieur, pour y découvrir la raison de facultés qui se révèlent à l'extérieur par des actes attribués à l'instinct et à l'intelligence ; et telle est effectivement la disposition de l'esprit humain qui a dirigé des hommes occupés d'études fort variées vers un même but, en les engageant pour y parvenir dans des routes fort diverses. Ainsi, l'un s'est livré à l'étude de la *physionomie,* un second à celle du *cerveau,* d'autres ont porté leurs

recherches sur *des organes différents;* mais le but à atteindre était toujours le même : conclure, de l'*observation des organes visibles, la cause des penchants, des aptitudes et des passions de l'homme et des animaux.*

212. Voilà où je voulais en venir pour expliquer clairement la raison d'après laquelle les zoologistes ont attaché tant d'importance à la distribution des animaux, et comment ils ont été disposés à établir leur classification de manière à la faire saisir à tous les esprits en représentant les espèces animales subordonnées entre elles à l'égard de l'homme, et en les disposant sur une échelle dont le premier échelon en élévation est le siége de l'espèce humaine, le second, celui de l'animal qui en est le plus rapproché, et le dernier, enfin, celui de l'animal qui s'en éloigne le plus.

Si les expressions d'*échelle zoologique,* de *série animale,* s'accordent avec l'idée première et fondamentale de la classification des espèces animales, il est vrai de dire que les zoologistes les plus favorables à l'emploi de ces expressions n'ont jamais pensé à y subordonner l'ensemble des espèces animales; car, si on est fondé à considérer les animaux dont la grandeur des hémisphères cérébraux est le plus considérable, comme se rapprochant le plus de l'homme par leur entendement, tandis que rien, ni à l'extérieur ni à l'intérieur, ne nous éclaire sur la grandeur de leurs instincts, il est bien difficile alors de distribuer toutes les espèces animales connues dans une échelle, dans une série où les facultés intellectuelles ou instinctives seraient prises en considération en même temps que tous les attributs définis par l'anatomiste et le physiologiste. La difficulté que je signale, de disposer les espèces en une échelle ou une série unique, a sans doute été la cause d'après laquelle Isidore-Geoffroy Saint-Hilaire a imaginé de les distribuer en *séries* qu'il a qualifiées de *paralléliques*. Mais c'est après avoir remarqué que les *séries paralléliques* n'amoindrissent qu'en apparence la difficulté de réaliser la distribution des espèces animales en une série unique sans la résoudre, que je reconnus une difficulté qui, à ma connaissance, pour n'avoir jamais été signalée, n'en existait pas moins et dont la gravité me paraissait considérable. C'est que cette assertion : toutes les espèces comprises dans un même ordre et qui, conséquemment à la méthode, ont plus de ressemblance mutuelle qu'avec aucunes autres espèces, conséquemment encore *à fortiori* en ont davantage qu'elles n'en n'ont avec les espèces d'un ordre inférieur, est une *pure supposition* et non une réalité. C'est cette considération qui m'a conduit à la *classification par étages* dont je vais parler.

ARTICLE TROISIÈME.

PROPOSITIONS RELATIVES A L'ENSEIGNEMENT DE LA ZOOLOGIE.

213. Ces propositions sont au nombre de deux : la *première* est relative à une classification que j'ai nommée *par étages*, d'après ce principe que toutes les espèces animales comprises dans un même ordre peuvent n'être pas d'une organisation supérieure à celle de certaines espèces comprises dans un ordre inférieur. La *seconde* est relative à la distinction de deux ordres de faits reconnus de tous, à

savoir : des *faits* qui donnent lieu à des interprétations reposant sur l'observation d'organes visibles, d'autres *faits* qui sont dans le cas contraire ; de là, si on en parle, c'est en leur appliquant des hypothèses, et, si on les passe sous silence, il est vrai de dire qu'alors la science est incomplète.

§ I.

Classification zoologique par étages.

214. Loin de moi la prétention de donner une *classification* du *règne animal par étages*. Je me borne à un seul exemple ne comprenant que les deux premiers ordres des mammifères, les *quadrumanes* et les *carnassiers*.

L'ordre des vertébrés mammifères les plus voisins de l'homme, les *quadrumanes*, renferme au moins trois espèces de singes anthropomorphes, et en outre un certain nombre de quadrumanes dont les facultés instinctives et intellectuelles sont évidemment bien inférieures à celles du chien, animal rangé, avec l'ours, le chat et le phoque, dans l'ordre des *carnassiers* qui vient immédiatement après celui des quadrumanes.

En voyant que la méthode fidèle à l'analogie des organes visibles avait mis la plupart des quadrumanes à côté des trois singes anthropomorphes, et dans l'ordre inférieur les chiens, les ours, les chats et les phoques, elle m'a appris qu'elle plaçait dans l'ordre inférieur des animaux évidemment supérieurs en instinct et intelligence, je me garde bien de dire à tous les quadrumanes, mais je dis sans hésiter à un grand nombre d'entre eux.

215. Cette considération me conduisit à la *classification par étages* qui est décrite dans les *Comptes rendus* de l'Académie des sciences (1).

Les ordres de chaque classe sont superposés. L'étage supérieur comprend les espèces les mieux organisées. Le centre de chaque étage est censé correspondre à une même verticale. Si un ordre ne contient qu'une espèce supérieure à toutes les autres, elle occupe le centre de l'étage. S'il en est plusieurs, comme cela a lieu pour l'ordre des quadrumanes et celui des carnassiers, elles sont placées sur une courbe circulaire à une même distance du centre. Enfin toutes les espèces dont l'organisation est considérée comme analogue sont placées sur un même rayon et à des distances du centre d'autant plus grandes qu'elles sont considérées comme moins bien organisées.

Par cet artifice on respecte l'organisation visible et on évite l'inconvénient de la série linéaire, où des espèces évidemment, inférieures en instinct et intelligence se trouvent placées au-dessus d'espèces qui leur sont supérieures.

Je ne doute pas que la *classification par étages* ne soit définitivement adoptée lorsque des zoologistes étudieront les questions du point de vue où je me suis placé.

216. La classification *par étages*, en respectant le principe fondamental d'après lequel les espèces sont réparties dans les ordres admis aujourd'hui par les zoologistes les

(1) T. LVII, séances des 26 et 31 d'août 1863.

plus distingués, reconnaît en fait qu'à l'époque actuelle ils ont raison de ne prendre en considération que des caractères tirés des organes visibles dans leurs classifications, parce que ces caractères étant les faits de la science actuelle, en les abandonnant pour des propositions que le temps n'a pas démontrées *vraies,* ce serait tomber dans le vague en renonçant à la boussole de la méthode. Mais, cette remarque faite, on ne peut trop insister sur ce qui manque à la science pour que la classification des espèces animales soit aujourd'hui la représentation fidèle de ce qu'elles sont en réalité les unes à l'égard des autres. Cette insistance toute philosophique, a pour conséquence de montrer qu'une connaissance des espèces, exige qu'on les étudie non-seulement au point de vue des sciences anatomiques et physiologiques depuis l'œuf jusqu'à la mort des individus adultes, mais encore dans le développement successif de leurs facultés instinctives et intellectuelles, et, en recueillant des faits précis, ne pas se laisser aller à des hypothèses en dehors de la science.

Je terminerai ces considérations par une comparaison brève à la portée de tous, pour justifier les considérations précédentes.

Les dissections comparées d'un cadavre humain et d'un singe anthropomorphe vous expliquent-elles que l'homme est la seule espèce perfectible, la seule qui ait conscience de son existence et de la distinction du bien et du mal?

§ II.

Distinction, dans l'enseignement de l'histoire des animaux de deux ordres de faits, les uns relatifs aux organes visibles, et les autres non.

217. Si des zoologistes, dont les lumières de l'esprit égalent l'amour de la vérité, satisfaisaient à ces deux questions, en proclamant combien l'homme diffère des animaux, la conséquence de cette déclaration de principe à l'égard de tout étudiant d'un esprit droit et logique serait celle-ci :

Il comprendrait que, quelque semblables que paraissent les organes visibles de l'homme et des animaux, un abîme sépare le premier des seconds, dès qu'on raisonne ainsi :

« L'homme a la conscience de son existence par la per-
« ception qu'il fait des impressions du monde extérieur
« sur ses sens; par le discernement du bien et du mal il a
« le sens moral, qui, grâce à son libre arbitre, lui prescrit
« de faire le premier à l'exclusion du second ; enfin il ap-
« partient à la seule espèce vivante qui soit douée de la
« perfectibilité. »

218. Ces dernières lignes expriment des faits pour tout esprit droit et logique ; *faits* que tout esprit fidèle à la *méthode* A POSTERIORI *expérimentale* ne peut rejeter comme n'existant pas, en alléguant que la cause n'en tombe pas sous le sens ; car n'oublions pas ces paroles d'un des plus grands penseurs dont l'humanité s'honore, *les sens voient des* EFFETS (*phénomènes*), *la pensée seule voit des* CAUSES.

219. La *méthode naturelle* ne prenant en considération

aujourd'hui, pour ainsi dire, que des *choses visibles* dans la *distribution des espèces animales,* il s'ensuit que si des *faits* existent réellement hors du domaine des sens, des raisonnements exprimés, *comme si ces faits n'existaient pas,* sont absolument *incomplets* ou *négatifs*, et conséquemment dès lors non recevables par la logique la plus sévère : il est donc absolument illogique de rapprocher l'homme des animaux d'après la SEULE CONSIDÉRATION *de la ressemblance de ses organes visibles avec les organes visibles des animaux.*

220. Si les animaux ne peuvent être considérés avec Descartes comme de pures machines, si l'instinct est chez eux une faculté portée au plus haut degré de développement ; s'il existe chez des individus d'une même espèce une supériorité que nous ne pouvons concevoir que de deux manières, en admettant chez ces individus d'élite une supériorité d'instinct sur leurs semblables, ou en les admettant doués d'une faculté qui, sans pouvoir être définie aujourd'hui d'une manière précise, se rapproche de celles que nous comprenons dans l'entendement humain, cependant le *fait* de la *perfectibilité* de l'ESPÈCE HUMAINE, *à l'exclusion de toute autre,* témoigne que la part d'intelligence que l'on peut attribuer avec certitude aux animaux est excessivement faible et que dès lors on peut proclamer l'*homme le seul être* PERFECTIBLE *grâce à son intelligence!*

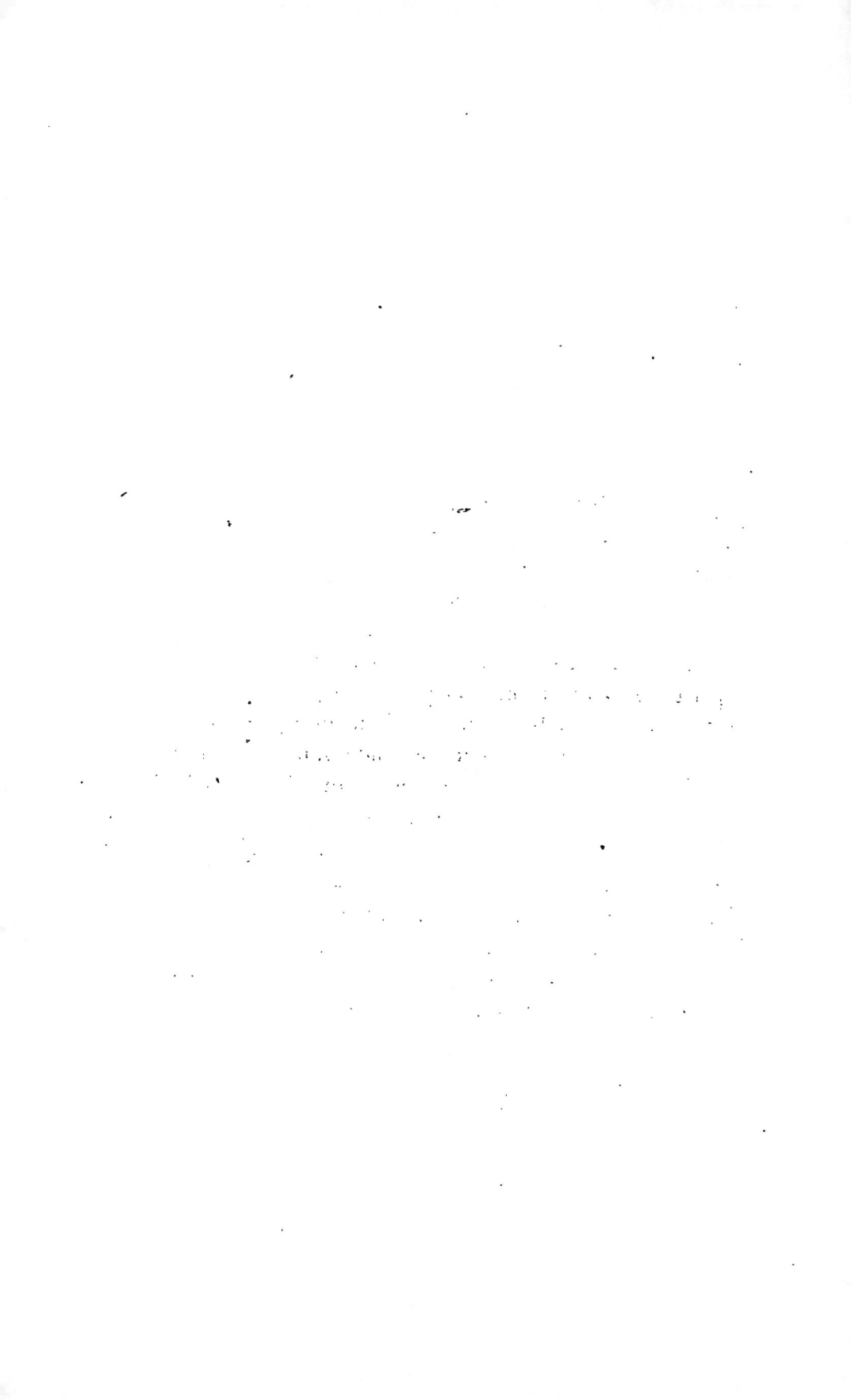

SOUS-CHAPITRE II.

DE L'INTELLIGENCE CONSIDÉRÉE EN ELLE-MÊME RELATIVEMENT A L'ANALYSE ET A LA SYNTHÈSE MENTALES.

---

221. Le mot *intelligence* revient souvent dans le langage ordinaire ; l'application en est généralement juste, et toujours il se prend en bonne part. Il en est de même du mot *esprit*; mais la valeur des deux mots est bien différente dans l'application selon la personne qui en juge une autre. Lorsqu'elle parle de l'*esprit* ou de l'intelligence de cette personne qu'elle juge, évidemment le *jugement* n'a de valeur qu'autant qu'on reconnaît au *juge* la capacité de bien juger.

Ici je ne puis me défendre de faire remarquer que de faux jugements, portés par des juges incapables, rentrent dans la catégorie des erreurs que j'ai attribuées aux *fausses interprétations d'un fait* confondues avec le *fait même*.

Car admettez l'EXISTENCE réelle de l'*esprit*, de l'*intelligence* dans une personne, EXISTENCE qui est méconnue ou niée par une autre qui prétend juger la première sous ce rapport, l'*interprétation* du *fait*, par un juge niant l'*existence réelle* de *l'esprit*, de *l'intelligence*, dans la personne jugée, c'est l'exemple d'une interprétation en contradiction avec le *fait*.

Supposez le cas contraire, où le jugement est favorable, c'est-à-dire admet l'EXISTENCE *de l'esprit, de l'intelligence* où elle manque, l'*interprétation sera pareillement fausse,* puisqu'on reconnaît comme réel ce qui n'existe pas, ou en d'autres termes on admet un *fait* imaginaire.

ARTICLE I.

DE L'ESPRIT DE DÉCOUVERTE ET DE L'ESPRIT D'INVENTION.

222. Je me serais abstenu des réflexions précédentes (221), si mon intention n'était pas de les appliquer au mot *intelligence,* et si reconnaissant le premier le sens général qu'on lui donne dans le langage ordinaire, je ne le considérais pas dès lors comme *complexe,* et, conformément à ce que j'ai dit dans le premier mémoire (62, 63, 64, 65) de la nécessité d'appliquer aux *mots complexes l'analyse et la synthèse mentales* avec l'intention de reconnaître les idées simples que ces *mots complexes* comprennent, je vais me livrer à cette analyse afin d'arriver à quelque chose de plus précis dans l'application qu'on ne l'a fait jusqu'ici en *matière de science;* je souligne ces mots en *matière de science* pour qu'on ne me prête pas l'intention d'écrire quelque chose de complet sur l'*intelligence.* Je me borne, et c'est déjà quelque chose dont je reconnais les difficultés, à exposer des idées simples, ou, si on le veut, moins complexes que le mot *intelligence,* mais que je considère comme y étant comprises dans l'application que je fais du mot à ce qui est du ressort de l'*esprit scientifique.*

223. L'*esprit scientifique* comprend indubitablement l'*esprit de découverte*, l'*esprit d'invention* ; puisque c'est à lui en définitive qu'il faut rapporter toutes les découvertes qui sont une conséquence de la *perfectibilité*, caractère exclusif de l'espèce humaine ; mais, si l'*esprit de découverte* et l'*esprit d'invention* peuvent être à la rigueur distingués l'un de l'autre, ils ne présentent pas, à mon sens, une différence assez grande pour que le sujet que je traite m'oblige à les distinguer avec détail l'un d'avec l'autre. Il me suffit maintenant, pour les considérer à mon point de vue comme équivalents, de faire remarquer toutefois qu'on DÉCOUVRE des *vérités scientifiques* et qu'on INVENTE une *machine*.

224. L'*esprit de découverte*, l'*esprit d'invention*, pris dans l'acception scientifique, n'est pas simple comme je l'ai dit ailleurs (1), il comprend plusieurs facultés ou dispositions intellectuelles :

1° Le *désir de connaître* ce qui est caché, l'inconnu ;

2° Une *volonté ferme de satisfaire ce désir* ;

3° Une *imagination* conduisant l'esprit, soit à rechercher la cause d'un effet, d'un phénomène, soit à inventer une machine ou toute autre chose analogue ;

4° Un *bon sens* intimement uni à cette imagination, qui la rend prévoyante et sérieuse, lorsqu'il s'agit de soumettre l'induction qui y a conduit à un contrôle précis, avec l'intention formelle de savoir si la *cause* attribuée à l'*effet* ou *phénomène* l'est en réalité.

C'est ce *bon sens* qui agit particulièrement dans la distinction de la *vérité* d'avec l'*erreur*.

---

(1) *Trilogie scientifique*, ouvrage inédit dédié à don Pedro d'Alcantara.

225. Tout en reconnaissant que les quatre dispositions de l'esprit que je viens de distinguer ne concourent point également aux découvertes ni aux inventions, et que souvent on en attribue un grand nombre au hasard, ce n'est point un motif de l'alléguer pour en exclure absolument les deux qualités de l'esprit dont j'ai parlé en premier lieu (224).

226. Quant à l'imagination, sa part est très-grande, et je n'hésite pas à reconnaître avec d'Alembert qu'elle existe à un haut degré dans le génie géométrique, sans nier pour cela qu'elle domine dans beaucoup d'esprits médiocres et même très-peu distingués, soit qu'ils pèchent par l'organisation, ou par le défaut de culture de l'esprit.

227. Si le *bon sens*, que je distingue avec Mirabeau du *sens commun*, ne semble pas à beaucoup de personnes une disposition très-élevée de l'esprit, c'est une grande erreur de le considérer comme une qualité médiocre par cela même qu'on le compare à l'imagination; loin de le considérer comme une qualité commune, il arrive rarement à un haut degré de développement, et, à mon sens, il l'est toujours chez les grands géomètres, et certainement encore chez tous les hommes qu'on peut considérer comme des génies par la grandeur de leurs vues et de leurs découvertes.

228. La raison pourquoi les hommes du génie le plus prononcé présentent, dans leurs découvertes, et l'élévation des vues et la justesse de l'expression, de sorte que si le temps y a apporté quelque restriction, c'est une modification excessivement légère; la raison, dis-je, en est que le bon sens restreint les paroles, expression de la découverte, dans le cercle où elles sont en accord parfait avec la chose

nouvelle. C'est donc grâce à ce bon sens du génie que l'imagination n'a pas causé l'illusion qui a emporté bien des inventeurs vulgaires au-delà de la vérité. Sous le rapport qui nous occupe, on peut se permettre de dire que le rare bon sens dont je parle est l'*apanage* des grands esprits, et malgré moi je ne puis m'empêcher de citer Molière.

229. Tout en considérant le *bon sens* au degré élevé où je viens d'en parler chez les hommes du génie le plus grand, généralement chez les *bons esprits,* que les sciences diverses sont heureuses de compter, le bon sens domine sur l'imagination ; et c'est à lui qu'elles sont redevables d'excellents matériaux pour l'édifice que chacune d'elles élève : et ces excellents matériaux résultent de ce qu'ils n'ont été publiés qu'après avoir subi le contrôle prescrit par la *méthode* A POSTERIORI *expérimentale*.

ARTICLE II.

DE L'ACTIVITÉ DE L'ESPRIT EN GÉNÉRAL.

230. En consacrant ce sous-chapitre à l'intelligence considérée en elle-même, je manquerais le but si je ne donnais pas des définitions précises de ce que j'entends par certaines expressions fréquemment employées dans la langue usuelle, dans des écrits périodiques, et dans des livres sérieux, au dire de leurs auteurs, ayant le *caractère philosophique*. S'il est de ces expressions usitées dans les sciences qui l'aient été et qui le soient encore dans les journaux politiques, malgré la déclaration faite à différentes époques, que, soumis aux lois, je suis étranger à la

politique, j'en parlerai d'abord au seul point de vue scientifique, et, après les avoir résumées à ma manière, sans sortir du domaine de la science, je me permettrai, non de faire de la politique en faveur d'un parti ou d'une opinion quelconque, mais de montrer les analogies qui peuvent exister entre l'esprit procédant d'abord dans la science pure à la recherche de l'inconnu, et surtout dans la science appliquée, puis à l'application de la découverte scientifique comparée, avec l'esprit procédant à la constitution des sociétés par des lois, des règlements, etc., etc., en un mot, avec l'esprit se livrant à des recherches du ressort des sciences morales et politiques.

L'analogie peut exister d'une part entre l'esprit procédant à la recherche de l'inconnu dans la science, lorsqu'il s'agit ensuite de l'application de la nouvelle vérité découverte, et, d'une autre part, l'esprit procédant à la constitution d'une société par des lois, des règlements, après avoir étudié au point de vue de l'analyse mentale les lois anciennes à réformer afin d'agir mûrement avec réflexion en tenant compte des faits analysés pour les réunir ensuite par une synthèse mentale en lois qni auront en leur faveur la probabilité de la plus grande de durée.

231. Tous ceux qui ont eu l'occasion de suivre l'importance qu'avait en toutes choses l'expression de *progrès* à la fin de la seconde restauration, je ne dis pas dans le langage ordinaire, mais dans le langage scientifique et principalement en embryologie, en organogénésie et d'autres branches encore de l'histoire des êtres vivants, savent que l'exagération avait été poussée jusqu'à l'erreur dans certains esprits, jusqu'au ridicule dans d'autres. En outre, on

opposa au progrès la *routine* que l'on confondait avec l'*esprit conservateur,* le progrès étant l'œuvre du génie de l'homme. Je crois que la fidélité de l'histoire exige de ses organes des expressions réellement *définies* pour que le but qu'elle se propose soit atteint, c'est-à-dire la connaissance de la vérité quel que soit l'objet auquel on l'applique. Telles sont les raisons qui me déterminent à définir clairement l'*esprit progressif,* l'*esprit conservateur,* l'*esprit de routine,* l'*esprit de recul,* et enfin l'*esprit d'innovation.*

§ 1. — ESPRIT PROGRESSIF.

232. L'*esprit progressif* distingue l'espèce humaine de toute autre espèce animale.

Il comprend le *génie* en toutes choses.

Ainsi le génie scientifique, le génie littéraire, le génie des beaux-arts, en un mot, le génie en quoi que ce soit.

Le génie est l'expression la plus élevée de l'*esprit d'invention* et de l'*esprit de découverte.*

§ 2. — ESPRIT CONSERVATEUR.

233. L'*esprit conservateur*, tel que je le définis, doit être pris en grande considération si l'on veut avoir des expressions propres à se prêter à la représentation de toutes les idées qu'on se fait de l'intelligence, avec l'intention surtout d'en suivre le développement successif en tout ce qui concerne le domaine de l'histoire.

Sans reproduire ici l'image de l'humanité que Pascal représente par un seul homme, marchant toujours dans le temps, et apprenant chaque jour davantage, il faut se prêter à cette continuité, et se pénétrer dès lors que l'humanité a fait des progrès avant *soi;* que dès lors tout homme qui dans une carrière quelconque est possédé de la prétention d'avoir innové, doit prouver la réalité de cette *innovation* ou de la *découverte,* et qu'elle est bonne à un titre quelconque, en d'autres termes qu'elle constitue un véritable progrès.

En outre le critique dont la mission est, en quoi que ce soit, de prononcer sur le mérite d'une innovation, doit avoir l'instruction et l'esprit d'analyse mentale capables de juger.

Or l'esprit d'analyse mentale consiste à rechercher si, dans une *innovation* avancée comme telle, ou si dans ce qui était déjà connu comme vrai, il n'existerait pas quelque motif de croire qu'on s'était trompé en admettant comme vrai ce qui ne l'était pas. Or ce dernier cas n'est malheureusement que trop commun dans les sciences très-complexes. L'examen tel que je le conçois peut donc conduire, dans la recherche dont je parle, à distinguer trois catégories de *faits* à savoir :

a) Des *faits* vrais, bons à être conservés ;

b) Des *faits* mixtes susceptibles d'être conservés, mais en les modifiant de manière à les améliorer ;

c) Des *faits* inutiles, mauvais, qu'il faut rejeter.

L'esprit conservateur doit être essentiellement *éclectique;* mais il exige évidemment quelque chose du progressif pour être supérieur ; car le critique dénué de l'*esprit d'innova-*

tion ne sera jamais supérieur, et dès lors il sera incapable de prononcer comme juge éclairé.

234. Si on rejetait l'esprit conservateur, il ne serait plus possible de concevoir la pensée de Pascal, l'humanité représentée par un seul homme vivant toujours et *apprenant chaque jour;* évidemment, pour avancer sans cesse, il doit conserver ce qui est acquis en *bien,* en *vérité,* car, s'il perdait quelque chose de ce *bien,* de cette *vérité,* ne *reculerait-il* pas nécessairement ?

L'*esprit conservateur,* défini comme je viens de le faire, a donc une importance considérable : car à lui seul appartient d'empêcher que des vérités une fois acquises soient oubliées, négligées et même éliminées, et que l'*esprit de recul* triomphe de ce qui a déjà été acquis par l'*esprit progressif.*

Mais l'*esprit conservateur* participe de l'*esprit progressif,* ai-je dit, et je dois ajouter, pour exprimer toute ma pensée, qu'en me reportant à la manière dont j'ai envisagé les *facultés élémentaires* de l'*esprit de découverte* ou *d'invention* (224), j'admets que dans l'*esprit conservateur,* le *bon sens,* l'élément prépondérant de l'esprit méthodique, dominera sur l'*imagination.*

Conséquemment à cette manière de voir, l'*esprit conservateur* doit intervenir lorsqu'une chose nouvelle issue de l'*esprit progressif* peut modifier des faits antérieurement acquis par lui, et c'est un des actes les plus délicats et les plus difficiles qu'il ait à accomplir. En méconnaissant cette difficulté, je serais infidèle à moi-même, et c'est dans l'espérance de l'atténuer que j'attache tant d'importance à *l'analyse et à la synthèse mentales* telles que je les ai envisagées. Ainsi il est de l'intérêt de la science que l'on sache bien la condition à remplir pour admettre des faits scientifiques d'une manière définitive.

§ 3. — ESPRIT DE ROUTINE.

235. L'*esprit de routine* appartient au passif; dénué de toute activité, il est paresseux et conserve indistinctement ce qui est bon et mauvais. Il se distingue donc parfaitement de l'*esprit conservateur,* et dès lors il implique impérieusement, comme conséquence logique, de placer l'*esprit conservateur,* tel que je l'ai défini, entre l'*esprit progressif* et l'*esprit de routine,* puisque l'idée de l'*esprit progressif* serait insuffisante pour constater le progrès en toutes choses accomplies dans le passé et dans le présent, duquel part l'esprit progressif pour se porter en avant et agrandir le domaine de l'humanité.

4. — ESPRIT DE RECUL.

236. L'*esprit de recul* existe malheureusement ; ses effets ne sont que trop grands et trop nombreux pour être mis en doute. Et, certes! il n'est point indifférent d'en montrer la fâcheuse influence, en remontant à son origine trop souvent méconnue, par la raison qu'il n'existe que trop de personnes disposées à l'attribuer à des causes différentes de celle qui l'est bien véritablement.

L'*esprit de recul* est en définitive la conséquence de l'*esprit d'innovation,* non de l'esprit d'innovation en *bien,* dont a conséquence est le progrès réel, mais de l'esprit d'innovation dont la conséquence est le *mal* et le *faux;* et, pour peu que l'action soit intense ou prolongée, il justifie la dénomination d'*esprit de recul* que je lui donne, parce que c'est bien en réalité la cause de toute innovation qui est un *mal,* une *erreur ;* si les contemporains ont les yeux fermés, le temps les ouvre tôt ou tard à leurs descendants.

Examinons sous ce rapport l'*esprit d'innovation.*

237. Comment l'*esprit d'innovation* devient-il l'*esprit de recul?* Je vais le dire.

Rien de plus fréquent aujourd'hui que de rencontrer en tous lieux des individus se donnant pour auteurs de quelque invention en quoi que ce soit; et cela n'a rien de surprenant à une époque où des récompenses, des prix de toutes valeurs sont proposés pour récompenser les auteurs de découvertes dont quelques-unes intéressent des nations entières, et le nombre des concurrents s'accroît d'une foule qu'anime l'espérance d'obtenir, sinon un prix, du moins quelque encouragement pour des efforts heureux. Un tel état de choses n'existe pas, sans qu'il y ait un public considérable, composé de personnes appartenant à toutes les classes de la société, qui, sans se rendre compte de la manière dont les découvertes se font, jouissent des merveilles sorties de la culture incessante des sciences, merveilles inconnues des siècles passés, mais auxquelles concoururent quelques hommes de génie dont ils ignorent les noms et qui furent les contemporains de leurs pères. Grâce à leur ignorance, nous ne les accuserons pas d'ingratitude, mais nous leur refuserons la capacité de prononcer sur ce qu'est le *progrès* en matière de science, pour ne pas nous exposer aux critiques que suggérerait une expression plus générale ; ignorant le passé, incapables d'apprécier exactement le présent, attendant tout de l'avenir, ils ne connaissent pas plus leur temps, que ces esprits à la fois chagrins et chimériques qui regrettent un âge d'or que l'humanité ne connut jamais !

Cette disposition, loin d'être favorable au progrès, y est absolument opposée ; car, dès que l'esprit abandonne la *réalité scientifique, ce qui peut se démontrer,* pour se laisser aller à l'imagination *seule,* bien nommée alors la *folle du logis,* il est accessible à toute innovation ; surtout quand elle paraîtra conforme à une pure hypothèse tout à fait en dehors de ce qui est admis depuis longtemps comme vérité. Avec cette disposition d'esprit, que l'on adopte une innovation donnée au nom de la science, et qu'elle soit adoptée du public tout à fait incapable de la juger, il est de la dernière évidence que, supposez-la fausse, elle sera non-seulement une raison de mettre au nombre des erreurs, des vérités reconnues, mais encore de combattre une vérité nouvellement découverte par le seul motif qu'elle est contraire à une hypothèse qui, n'ayant jamais été l'objet d'une démonstration, a été admise par ce même public comme une vérité. Eh bien ! voilà comment l'*esprit d'innovation en mal* devient l'*esprit de recul,* et comment *certaines conférences* loin de propager la vérité peuvent, au contraire, mettre obstacle à ce qu'elle se répande.

Le tableau suivant résume clairement ce qui précède.

238. **TABLEAU**

DE L'INTELLIGENCE HUMAINE CONSIDÉRÉE SELON

M. E. CHEVREUL

D'APRÈS

L'ESPRIT PROGRESSIF, L'ESPRIT CONSERVATEUR, L'ESPRIT DE ROUTINE ET L'ESPRIT DE RECUL.

DE L'INTELLIGENCE au point de vue DE L'ACTIVITÉ.	QUATRE SORTES D'ESPRIT.	LEURS ATTRIBUTS ou CARACTÈRES.		
Activité de l'esprit d'innovation en bien.	Esprit progressif.	De découverte. D'invention.	Maximum. GÉNIE	SCIENTIFIQUE. LITTÉRAIRE. ARTISTIQUE. ETC., ETC.
	Esprit conservateur (éclectique).	Réduit les faits complexes du *connu* par l'*analyse mentale*.	(*a*) En faits moins complexes qu'il faut *conserver*. (*b*) En faits moins complexes qu'il faut *modifier*. (*c*) En faits moins complexes qu'il faut *rejeter*.	
Inactivité de l'esprit.	Esprit de routine.	Conserve indistinctement ce qui est	BIEN et MAL.	
Activité de l'esprit d'innovation en mal.	Esprit de recul.	(*a*) Rejette ce qui est bien dans le connu. (*b*) Produit ce qui est mal ou *faux*.		

239. Tout ce qui précède est si bien du domaine de la science pure et de la science appliquée, que les définitions coordonnées dans le tableau précédent (238) sont les bases d'un discours que j'ai prononcé le 13 de décembre 1874 comme président de la Société d'agriculture centrale de France, après avoir été chargé d'exprimer au nom de la compagnie des félicitations à l'un de ses membres, l'honorable M. de Behague, relatives au noble exemple qu'il a donné à tous par son œuvre agricole de Dampierre. Je cite ce fait pour que mes lecteurs soient convaincus qu'en traitant ce sujet j'ai été fidèle à la science; et la citation à laquelle je renvoie le lecteur justifie le *précepte par l'exemple.*

CONCLUSIONS

DES CHAPITRES I, II, III ET IV

DE LA PREMIÈRE SECTION.

---

240. Les considérations précédentes nous permettent de concevoir nettement, sans recourir à aucune hypothèse, comment l'homme doit à sa *faculté de penser* les connaissances par lesquelles il se distingue des animaux ; car, si parmi eux on en trouve qui ne soient pas absolument dépourvus de quelque intelligence, c'est à un degré trop faible pour compromettre la distinction.

Grâce au *libre arbitre,* à la *faculté de vouloir,* nous avons la conscience de notre propre existence, du *moi ;* et de là, les idées de *nécessité* et de *contingence.*

Grâce à la PERCEPTION *des sensations que nous recevons du monde extérieur* par l'intermédiaire des organes de nos sens externes, nous ne pouvons confondre les corps du monde extérieur avec notre propre personnalité, avec notre *moi.*

Grâce au *sens moral,* nous distinguons le *bien* du *mal,* et nous sentons en même temps le besoin, pour être en repos avec nous-mêmes, de pratiquer le premier à l'exclusion du second, quand même nos intérêts pourraient en souffrir.

Enfin le sentiment du *bon* et du *juste,* qui, quoi qu'on en ait dit, est inné dans les cœurs bien nés, vient heureusement et naturellement concourir avec l'étude la plus sévère comme la plus approfondie des harmonies de la mécanique céleste, des actions moléculaires et de la dépendance où se trouve le règne animal du règne végétal, pour nous convaincre de l'existence d'un être divin créateur et prévoyant, et nous conduit ainsi à regarder comme inacceptable par le raisonnement le plus sévère l'idée que la nature, telle que nous l'observons, serait le produit du hasard !

FIN DE LA PREMIÈRE SECTION

DEUXIÈME SECTION.

EXPOSÉ

DES PHÉNOMÈNES RÉSULTANTS DE L'AFFAIBLISSEMENT DE L'ENTENDEMENT PAR L'AGE.

INTRODUCTION.

241. Les idées générales, coordonnées comme elles viennent de l'être, seront justifiées par leurs applications mêmes à l'explication d'un grand nombre de faits, connus sans doute de ceux qui les ont éprouvés eux-mêmes à leur grande contrariété pour ne pas me servir d'une expression plus forte. Personne, à ma connaissance, n'a pensé à les recueillir, à les classer de manière à les grouper en rattachant chaque groupe à sa cause immédiate, de sorte que je ne crois pas me tromper en disant qu'une lacune existe dans l'histoire de l'entendement. En cherchant à s'expliquer pourquoi cette lacune existe, on en trouve bientôt la raison si l'on réfléchit aux conditions diverses que doit remplir l'auteur qui écrirait l'histoire de ces faits.

242. La première condition serait qu'un homme assez âgé se trouvât avoir éprouvé déjà une décadence de son entendement suffisante pour comparer le présent à un passé reculé où il aurait eu l'occasion d'étudier son entendement dans ses phases diverses de développement, et surtout que, n'ayant pas porté son attention sur d'autres que

lui, il se considérât comme l'historien fidèle de sa propre *idiosyncrase,* en d'autres termes comme un *historien scientifique* cherchant la vérité et l'exposant au public, sans se laisser entraîner à ce qui n'a été que trop fréquent dans notre malheureuse histoire politique où les *faits réels* ont été, je ne dis pas reproduits fidèlement, mais interprétés dans l'intérêt d'une personne ou d'un parti.

243. Cette réflexion, j'espère, préviendra le reproche qu'on pourrait m'adresser d'avoir quelque prétention d'entretenir le public de ma personne; Dieu merci! j'ai toujours été au-dessus de ce ridicule, et, s'il m'est arrivé de la mettre en avant, cela a bien été pour montrer sa faiblesse plutôt que pour exalter sa force, même lorsque je faisais un retour sur le passé. En reprenant aujourd'hui ce sujet, mon intention formelle est de le compléter en insistant principalement sur l'influence que l'âge exerce pour affaiblir en général l'entendement, et pour mettre en relief quelques faits qui peuvent se trouver en dehors du fait que je reconnais comme général.

EXPOSÉ

RAISONNÉ DES MATIÈRES TRAITÉES

DANS LA IIe SECTION DU IIIe MÉMOIRE.

DEUXIÈME SECTION.

PREMIÈRE SOUS-SECTION.

244. Exposé historique de mes études eu égard à ce qu'elles ont de nécessaire pour rendre compréhensibles au lecteur les objets traités dans la deuxième section du troisième mémoire, soit que dans le premier, le deuxième mémoire et dans la première section de ce troisième, je n'aie pas parlé de faits indispensables à connaître ou que j'en aie parlé trop brièvement pour le but que je me propose d'atteindre en écrivant cette deuxième section.

CHAPITRE I.

245. Relations des études de M. E. Chevreul du ressort de la philosophie naturelle avec l'étude de l'affaiblissement de l'entendement causé par l'âge.

CHAPITRE II.

246. Relations des études de M. E. Chevreul du ressort de la psychologie avec l'étude de l'affaiblissement de l'entendement causé par l'âge.

La longueur de ce chapitre relativement au précédent a sa raison d'être dans l'importance que j'accorde au principe très-simple qu'il a pour objet d'établir. Car j'ai la conviction que les merveilles attribuées à la *baguette divinatoire*, au *pendule* dit *explorateur*, aux *tables tournantes*, etc., dont on a fait de prétendues *sciences* dites *occultes* pour les distinguer des véritables sciences du domaine de la *philosophie naturelle*, sont de véritables illusions, ou, si on l'aime mieux, de pures chimères.

Parce que des savants, d'un mérite réel et de bonne foi, s'y sont laissé prendre, croyant à leur réalité, ils sont tombés dans l'erreur en confondant avec les faits des interprétations absolument inexactes. Or l'étude que j'ai faite de ces erreurs m'a paru d'un grand intérêt à cause de l'importance que j'attache à la connaissance de la vérité, et dès lors à mettre en évidence les causes qui nous en détournent, surtout quand l'erreur est combattue en recourant à l'observation et à l'expérience.

247. Le *principe* dont je parle est du domaine de la *psychologie ;* il concerne un état de notre esprit pensant qu'un corps matériel que nous touchons peut se mouvoir, et le corps se meut en effet ; et nous avons la conviction qu'il se meut sans que notre volonté soit intervenue pour commander aux muscles l'action nécessaire au mouvement du corps.

Ce *principe* se manifeste dans une foule de cas.

Mais, pour que l'exposé en soit complet, il faut ajouter que le mouvement ne s'effectue qu'autant que l'opérateur a les *yeux ouverts,* voilà donc une circonstance que j'ai mise en évidence.

Et telle est la raison pour laquelle j'attache une si

grande importance à l'intervention de la vue lorsqu'il s'agit des exercices gymnastiques auxquels se livrent les enfants et les jeunes gens (deuxième chapitre de la première section).

DEUXIÈME SOUS-SECTION.

CHAPITRE I.

248. Oubli des noms substantifs propres.

CHAPITRE II.

Oubli des figures.

CHAPITRE III.

Oubli des lettres en écrivant.

TROISIÈME SOUS-SECTION.

CHAPITRE I.

249. Effet de l'âge pour troubler des mouvements musculaires dont le produit concerne des actes physiques.

CHAPITRE II.

Effet de l'âge pour troubler des mouvements musculaires dont le produit concerne des actes d'intelligence.

CHAPITRE III.

Effet de l'âge sur l'intelligence proprement dite.

PREMIÈRE SOUS-SECTION.

EXPOSÉ HISTORIQUE

DES

ÉTUDES DE M. E. CHEVREUL

EU ÉGARD A CE QU'ELLES ONT DE NÉCESSAIRE
POUR RENDRE COMPRÉHENSIBLES AU LECTEUR LES OBJETS TRAITÉS
DANS LA DEUXIÈME SECTION DU TROISIÈME MÉMOIRE.

CHAPITRE PREMIER.

RELATIONS DES ÉTUDES DE M. E. CHEVREUL DU RESSORT DES SCIENCES DE LA PHILOSOPHIE NATURELLE AVEC L'ÉTUDE DE L'AFFAIBLISSEMENT DE L'ENTENDEMENT CAUSÉ PAR L'AGE.

---

250. Vous dirai-je que le sujet dont je parle en ce moment a été de ma part longtemps en préparation? Je m'en garderai bien, car ce ne serait pas la vérité. Ai-je jamais pensé dès mes jeunes années que je siégerais quelques jours dans l'Institut de France, et qu'à quatre-vingt-huit ans j'abuserais peut-être de la bienveillance de mes confrères de l'Académie des sciences? Non certes!

251. Qu'est-il arrivé? Né curieux, et dès lors questionneur, mes premiers maîtres n'étaient pas toujours satisfaits des questions que mon amour de savoir leur adressait; et à ce sujet je n'oublierai jamais qu'un jour, assis sur un banc de bois devant une table longue et étroite dans une classe où j'avais appris à lire et à écrire, le maître, en parlant de géographie, arrive à nos *antipodes dont les pieds*, dit-il, *sont contre les nôtres*; il me sembla dès lors qu'ils devaient avoir la tête en bas, et dans mon extrême surprise je demandai un éclaircissement; le maître lève les yeux au ciel, j'ai tort, c'était vers le plancher qui séparait la classe de l'étage supérieur, des mouches s'y promenaient sur des solives

blanchies à la chaux, il me les montre en disant : *Voilà nos antipodes!* Quelques années plus tard j'étudiai à l'École centrale de Maine-et-Loire où plus d'une question adressée à mes professeurs me rappela la réponse du maître d'école pour qui des mouches marchant sur les solives d'un plancher représentaient *nos antipodes,* probablement pour les personnes qui foulaient le plan supérieur du plancher dont nous voyions les solives qui le soutenaient.

252. Pendant quatre années passées à l'École centrale, je me livrai avec ardeur à l'étude des langues anciennes, de l'histoire, de la physique, de la minéralogie, de la botanique et de la zoologie; mais lorsqu'en dernier lieu arriva la chimie, sans m'y adonner exclusivement, elle obtint ma préférence, et, une fois fixé à Paris, je lui suis resté fidèle, tout en suivant des cours au collége de France et au Muséum d'histoire naturelle. Ce qui me plaisait en elle, c'étaient les opérations du laboratoire, ces appareils si simples pour démontrer la nature des corps et expliquer les phénomènes qui avaient frappé mon enfance; c'était la réduction de cette matière si variée dans ses formes que la chimie ramenait à des espèces définies par leurs propriétés ; et je n'oublierai jamais combien la lecture de l'opuscule de l'*Espèce minéralogique* de Dolomieu exerça d'influence sur moi. Dès cette époque la chimie devint le centre vers lequel convergeaient mes pensées et mes réflexions; il me semblait que bien des gens qui parlaient de la généralité de ses applications et de son étendue dans le domaine du savoir humain, n'insistaient pas sur le caractère philosophique qu'elle possède à un haut degré et qu'elle conservera tant que, fidèle au caractère positif, elle distinguera tou-

jours ce qu'elle peut démontrer de ce qui est conjectural, du moins à une époque donnée.

253. En la définissant la science des *actions moléculaires intimes et réciproques* ou encore la *science de l'analyse et de la synthèse,* ce n'était point en faire connaître le caractère spécial qui la distingue des autres sciences naturelles. Effectivement, la première définition ne la distingue pas de la physique, et la seconde, trop générale et trop vague, ne la distingue pas nettement des autres sciences qui recourent à l'*analyse* aussi bien qu'à la *synthèse,* et notamment des mathématiques qui en usent explicitement.

254. En définissant la chimie, la science qui réduit la matière en des *types* dont chacun est défini par un ensemble de propriétés qui n'appartient qu'à cet ensemble, on donne de cette science une définition rigoureuse propre à la distinguer de toute autre.

En ajoutant que ces *types* matériels, CONCRETS, sont les *espèces chimiques,* et que l'*espèce minéralogique* telle que Haüy et surtout Dolomieu l'ont envisagée, n'est en réalité que l'*espèce chimique,* on voit par ce simple rapprochement combien la chimie a d'importance au point de vue de sa généralité! Que nous la considérions maintenant sous le rapport de ses opérations ramenées à l'*analyse* et à la *synthèse,* nous verrons que ces deux expressions ont un sens précis en chimie et à quoi elles le doivent.

255. Le mot ANALYSE veut dire *séparer, distinguer* des choses simples ou peu complexes qui se présentaient à l'observation comme l'*ensemble de ces mêmes choses.*

Le mot SYNTHÈSE veut dire *réunir* des choses qui étaient séparées afin d'en composer un *ensemble,* un *tout.*

Eh bien! en chimie les choses que l'*analyse* sépare de nature concrète, affectent nos sens; ce sont des ESPÈCES CHIMIQUES *simples* quand l'analyse actuelle est impuissante à réduire chacune d'elles en plusieurs espèces différentes : de même les *choses réunies* par la *synthèse* constituent des *espèces chimiques composées* sensibles à nos sens comme le sont les espèces simples qui les forment en vertu d'une *force* appelée *affinité*, cause de la *synthèse chimique*.

En définitive, la chimie appliquant les mots *analyse* et *synthèse* avec une assurance que n'ont pas les autres sciences qui usent de ces expressions, a par là même une clarté philosophique qui lui est particulière.

Je ne fais ici que rappeler ce que j'ai développé en détail dans le premier mémoire (alinéa 62, 63), et c'est après cette explication que j'ai montré l'analogie en même temps que la différence, existant entre l'*analyse* et la *synthèse chimiques* d'une part et d'une autre part l'*analyse* et la *synthèse mentales* (64, 65, 66, 67, 68).

256. Après avoir exposé la raison de la clarté qu'ont en chimie chacune de ces expressions : *analyse* et *synthèse*, il s'est écoulé bien des années avant que j'aie pu prévoir la lumière que cette explication jetterait sur mes idées. J'ai commencé à le prévoir en écrivant mes lettres sur la définition du mot *fait*, adressées à M. Villemain (1), mais cette lumière n'a vraiment brillé que dans ces dernières années

---

(1) Publiées en 1856 sous le titre de *Lettres à M. Villemain sur la méthode en général et sur la définition du mot fait relativement aux sciences, aux belles-lettres, aux beaux-arts*, etc., par M. E. Chevreul.—Paris, Garnier frères, 1856.

où ma définition du mot *fait* a reçu l'approbation de personnes auxquelles j'accorde la plus grande estime. Ma confiance en leur appréciation est d'autant plus grande que je suis parti d'une science d'observation, de raisonnement et d'expérience, et que les personnes auxquelles je fais allusion, étrangères à la culture des sciences de la philosophie naturelle, sont à cause de cela même dans une disposition d'esprit plus indépendante pour apprécier la généralité et la simplicité des idées qui conduisent précisément à identifier ces mêmes idées si vraiment elles sont justes, comme je le pense, avec celles dont elles s'occupent habituellement et qu'elles envisagent relativement à la profondeur de la pensée et à la sévérité de la logique la plus scrupuleuse.

257. On voit comment, après avoir été porté à la culture de la chimie, j'ai été entraîné hors de son domaine, non en quittant les laboratoires où la plus grande partie de ma vie s'est si heureusement écoulée, mais en obéissant à des pensées que j'avais puisées en elle comme je viens de le dire. Le plaisir de l'exercice de ses procédés avait-il pour but unique de faire ce qu'on appelle des découvertes? Dire que j'étais indifférent, lorsque je croyais avoir trouvé l'inconnu que je cherchais, serait manquer de sincérité. Mais, en travaillant aux recherches continues que j'ai publiées, un objet plus élevé à mon sens que leurs résultats me préoccupait : c'était la manière dont mon esprit même procédait dans mes recherches; c'était de pouvoir reconnaître que j'avais trouvé l'erreur, au lieu de la vérité, but unique de mes efforts! C'était l'espérance d'exposer un jour quelques préceptes qui, expressions du vrai, conduiraient à distinguer la

vérité de l'erreur dans les sciences expérimentales, et plein d'espoir que si mes efforts atteignaient ce but, leurs résultats s'étendraient hors du domaine de la science, qui avait été mon point de départ, jusqu'aux sciences morales et politiques.

258. Disons en finissant :

1° Que je n'ai jamais pensé que la méthode générale conduisît à faire des découvertes élevées, marquées au cachet de l'originalité ;

2° Que son caractère essentiel était de distinguer la vérité de l'erreur dans les sciences, et que sous ce rapport, tout en rectifiant des erreurs, elle pouvait elle-même conduire à des recherches, sinon originales, du moins vraies et utiles (224 à 229).

3° Conformément aux idées que je résume, il appartient à la méthode d'appeler l'attention, non-seulement de tous ceux qui cultivent les sciences, mais encore de tous ceux qui, cultivant leur esprit, sont curieux aussi de connaître les causes générales capables, malgré leur désir, de les éloigner du vrai. C'est dans l'espérance d'atteindre ce but, qu'après avoir montré dans les deux mémoires précédents ce que l'entendement de l'individu-homme laisse à désirer pour découvrir la vérité au point de vue de la nature de l'esprit, je vais traiter maintenant des causes qui augmentent cette imperfection, lorsque l'âge est venu où la décadence de l'esprit se fait sentir.

CHAPITRE II.

RELATIONS DES ÉTUDES DE M. E. CHEVREUL DU RESSORT DE LA PSYCHOLOGIE AVEC L'ÉTUDE DE L'AFFAIBLISSEMENT DE L'ENTENDEMENT CAUSÉ PAR L'AGE.

ARTICLE PREMIER.

CIRCONSTANCES DIVERSES QUI ONT CONDUIT M. CHEVREUL A S'OCCUPER DU PENDULE EXPLORATEUR.

259. On sait combien le merveilleux a de charme pour les hommes. On sait que les plus distingués par l'esprit et la position sociale ont des dispositions à accueillir toutes les choses extraordinaires relatives à des sujets étrangers à ceux dont ils s'occupent habituellement, et, *fait remarquable,* combien on compte d'*esprits forts,* ainsi qualifiés par le monde à cause de leur scepticisme, qui sont prêts à appeler *merveilles étonnantes* de véritables absurdités au point de vue de l'observation la plus vulgaire, et de la logique naturelle à tous les gens de bon sens.

260. Personne n'ignore l'enthousiasme que Cagliostro sut inspirer à des hommes du monde les plus distingués à la fin du XVIIIe siècle, alors que Mesmer, par son *magnétisme animal,* agitait si fortement la société de Paris dans ce qu'elle comptait de plus brillant à la cour et à la ville.

Le mouvement gagnait les académies mêmes. Des hommes éminents, appartenant à la Faculté de médecine et à l'Académie des sciences, furent chargés officiellement d'examiner scrupuleusement les prétendues doctrines du médecin de Mersbourg, et, si quelque chose peut honorer un pays, ce sont sans doute les écrits auxquels cet examen donna lieu, en faveur de la raison, alors que la société la plus élégante était en proie à l'imagination la plus déréglée excitée par la prétendue doctrine d'un médecin né dans une petite ville d'Allemagne.

261. Est-il surprenant que, dans cette disposition des esprits, la *baguette divinatoire* ait eu sa part pour les agiter de nouveau? Peut-il paraître extraordinaire qu'un médecin attaché à Louis XVI, Thouvenel, d'un mérite incontestable, s'efforçât de la rattacher à la science sérieuse en la considérant comme un instrument électrique qui recevait le mouvement d'une source d'électricité souterraine par l'intermédiaire d'un homme, appelé *sourcier?* Thouvenel présentait à Paris, comme tel, Bleton, né en Dauphiné où depuis 1630 la baguette a été employée en France à la recherche des sources. Dès 1790, Thouvenel, émigré en Italie, s'y trouva avec un compatriote de Bleton, le jeune Pennet, doué, croyait-il, au plus haut degré de la faculté de découvrir les sources, le soufre, les minerais utiles comme le charbon de terre, etc. Il proposa à plusieurs hommes célèbres d'Italie de les rendre témoins de la faculté hydroscopique de Pennet. Albert Fortis, Charles Amoretti et plusieurs autres acceptèrent. Il y a plus; un des hommes qui honorait le plus sa patrie par son intelligence, une finesse d'esprit alliée au génie des découvertes, l'abbé Spal-

lanzani, après avoir accueilli la proposition de Thouvenel, se retira convaincu que tout était illusion. Albert Fortis, Charles Amoretti, etc., persistèrent au contraire, et en outre Fortis lui-même préconisa le *pendule dit explorateur* comme instrument propre à remplacer la *baguette.*

262. Enfin *Campetti,* qui habitait aux confins de l'Italie et du Tyrol sur les bords du lac Garda, se donna comme sourcier après avoir vu, disait-il, comment Pennet se servait de la baguette, et, en 1806, Ritter l'emmena à Munich avec l'intention de le soumettre à diverses épreuves hydroscopiques devant Schelling et François Baader. Ritter, après la mort de Fortis, se livra à des expériences sur le *pendule dit plus tard explorateur,* et crut avoir découvert beaucoup de nouveaux faits à l'appui de la réalité des phénomènes qu'on attribuait à ce moyen de découvrir l'eau souterraine et les matières de nature variée, mais toujours utiles et également cachées dans la terre.

ARTICLE DEUXIÈME.

RECHERCHES EXPÉRIMENTALES DE M. E. CHEVREUL SUR LA CAUSE DU MOUVEMENT DU PENDULE DIT EXPLORATEUR.

263. D'après ce que j'ai dit de mon désir de savoir et de la curiosité qui me porte sur tout ce que je ne connais pas, il était naturel qu'admis dans l'intimité de l'excellent M. Deleuze, où j'entendais continuellement parler de *magnétisme animal,* je m'en occupasse comme je le fis de 1810 à 1812. Peu à peu mes idées se fixèrent sur le ma-

gnétisme animal par mes propres recherches, et grâce encore aux renseignements que je puisai dans mes conversations avec le respectable M. Berthollet, qui, depuis 1807, époque de ma première lecture à la première classe de l'Institut, m'honora de l'amitié la plus bienveillante jusqu'à sa mort. Dans des visites assez fréquentes que je lui faisais à Arcueil, je l'entretenais d'une foule de sujets auxquels il portait intérêt, et il existait trop d'analogie entre ma manière de voir sur le *magnétisme animal* et les conclusions des commissions qui avaient été chargées de l'examiner pour ne pas connaître son opinion personnelle et que je ne cherchasse pas à m'éclairer sur des faits qu'on juge trop particuliers pour les écrire, mais dont la connaissance est incontestablement intéressante pour qui veut approfondir le sujet auquel ces faits se rapportent. Parmi les conversations dont le magnétisme fut l'objet, il y en eut une surtout dont je conserverai toujours le souvenir, parce qu'elle appartient à une époque dont la disposition au merveilleux avait atteint au suprême degré de l'exaltation, en un mot c'était l'époque du *paroxysme.*

264. Il s'agissait d'une scène où figura M. Berthollet, et dans laquelle, me dit-il, il avait couru risque de la vie. Mesmer s'était engagé à communiquer les mystères du magnétisme animal au moyen d'une souscription montant à cent louis par tête qui devait compter cent souscripteurs au moins.

Le duc d'Orléans, curieux de connaître ces mystères, chargea M. Berthollet, l'un des souscripteurs et qui était d'ailleurs attaché à sa maison, de suivre les communications que ferait Mesmer à ses souscripteurs afin de le tenir au courant de ce qu'il avait promis de leur dévoiler.

Des apôtres du maître, sachant que Berthollet ne goûtait pas le magnétisme animal, résolurent de l'expulser du lieu des séances en le pressant si fortement qu'il faillit perdre connaissance, et il attribuait à une cause fortuite de n'avoir pas succombé sous la pression d'une foule compacte et passionnée.

Deux circonstances de la vie de Berthollet ne me permettent pas d'attribuer son récit à son imagination. Ces circonstances recueillies par l'histoire sont trop honorables comme preuve du courage civil, qu'on voudrait trouver plus fréquemment en France, et surtout quand il est dans une même personne allié au courage du soldat sur le champ de bataille, pour omettre de les rappeler en parlant de Berthollet qui les manifesta de la manière la plus éclatante (1).

---

(1) Dans la première circonstance, Berthollet est au comité de salut public. Il vient de lire un rapport concernant des fournisseurs d'eaux-de-vie aux armées, accusés d'avoir voulu empoisonner les soldats de la République; il conclut que les eaux-de-vie n'étaient pas empoisonnées. Le président, Robespierre, lui dit : « En boirais-tu un verre? » Le verre est bu aussitôt; sur la réflexion du président : « Tu as du courage, » la réponse de Berthollet fut : « J'en ai eu davantage en signant ce rapport. »

La seconde circonstance est relative au courage qu'il montra en Égypte où, tout membre de l'Institut qu'il était, il *faisait le coup de fusil;* c'est au général Tirlet, à côté duquel il se trouvait dans un bateau sur le Nil, que je dois le récit suivant. Tous les deux se trouvaient exposés au feu des Mamelouks qui tiraient d'une des rives du fleuve, lorsque le général, apercevant que Berthollet avait noué autour de ses reins un mouchoir chargé de cailloux, lui en demanda la raison; et la réponse fut que, si Berthollet succombait, il voulait que son cadavre gagnât le fond du fleuve afin de le soustraire aux mains des barbares qu'il combattait. Le général Tirlet, tombé en disgrâce à l'époque des Cent-Jours, fut envoyé par l'Empereur dans les départements de l'ouest; c'est pendant sa convalescence d'une longue maladie

265. Ces faits étaient encore nécessaires, à mon sens, pour expliquer comment, sans sortir de mon laboratoire, sans être infidèle au culte de la chimie, je m'occupai du *pendule explorateur*. M. Deleuze fut mon initiateur dans l'amphithéâtre particulier de M. Vauquelin, rue du Colombier, où je continuais le seul cours particulier de chimie qui se fît alors à Paris; M. Vauquelin ayant cessé d'y professer lorsqu'il fut appelé en 1810 à la Faculté de médecine comme successeur de Fourcroy.

266. M. Deleuze, à la vue de ma cuve à mercure, me parla des expériences du pendule explorateur de Albert Fortis et m'inspira la curiosité de les répéter. D'un autre côté M. Œrstedt, le célèbre professeur de Copenhague, était à Paris où j'appréciais à la fois ce que valait l'homme et le savant. Je lui demandai son opinion sur le *pendule explorateur*, sachant les relations qu'il avait eues en Allemagne à la fin du XVIIIe siècle et au commencement de celui-ci avec les philosophes de la nature. Il me répondit qu'il en avait entendu parler, mais qu'il n'avait pas d'opinion arrêtée sur les phénomènes qu'on lui attribuait. Ce n'est que longtemps après (1812), alors qu'il était devenu célèbre pour tous, qu'il m'écrivit ce qu'il pensait de mes expériences et des interprétations que j'en donnais dans une lettre adressée à mon ami M. A. Ampère (1).

267. Ce ne fut qu'en 1833 que je publiai mes expériences de 1812, tant alors ma répugnance était grande à entrete-

---

causée par les malheurs de la France qu'ayant su qui j'étais dans la ville où il se trouvait, il exprima à une amie de Mme Tirlet le désir de me voir, et c'est à Angers qu'il me raconta le fait dont il avait été témoin.

(1) *Revue des Deux-Mondes*. Livraison de mai 1833.

nir le public de sujets étrangers à la chimie: près de vingt ans s'étaient écoulés lorsque, le 21 de mars 1853, l'Académie des sciences me nomma avec MM. Boussingault et Babinet, pour examiner un mémoire de M. Riondet du Var, sur la *baguette divinatoire employée à la recherche des eaux souterraines*, et bientôt après elle envoya à notre examen des écrits sur les *tables tournantes* devenues à la mode. La commission ne fit pas de rapport; mais, en 1854, je publiai un volume sous le titre : *De la Baguette divinatoire, du Pendule explorateur et des Tables tournantes, au point de vue de l'histoire, de la critique et de la méthode expérimentale* (1), ouvrage qui était le résultat des longues études auxquelles je m'étais livré depuis ma publication de la *Revue des Deux-Mondes*.

268. Les trois premières parties de l'ouvrage se composent d'un examen historique et critique des principaux faits relatifs à la *baguette divinatoire*, au *pendule explorateur* et aux *tables tournantes*.

269. La quatrième partie expose la *théorie générale* des phénomènes décrits dans les trois premières parties. Le *principe suivant* résume la théorie générale des faits principaux composant l'histoire de la baguette divinatoire, du pendule explorateur et des tables tournantes, non d'après des raisonnements *à priori*, mais d'après des raisonnements déduits d'expériences qui me sont personnelles. Ainsi, pour la première fois, des faits aussi nombreux que variés attribués à des causes absolument étrangères aux sciences de la philosophie naturelle, ont été ramenés à une faculté

---

(1) Chez Mallet-Bachelier, quai des Augustins, 55 (1854).

de l'homme dont l'étude est du ressort de ces sciences; et j'ose avancer qu'aucune objection sérieuse n'a été élevée contre l'exactitude du *principe* auquel ont adhéré *implicitement* Babinet en France et Faraday en Angleterre, quand, plus de vingt ans après ma lettre adressée à Ampère, en 1833, ils ont publié des expériences confirmant tout à fait le principe avec lequel j'avais expliqué les *mouvements du pendule dit explorateur*.

270. Rappelons brièvement le fait dont Deleuze me rendit témoin; il attacha un corps de 4 à 5 grammes à l'un des bouts d'un fil de deux à quatre décimètres de longueur, et, après avoir saisi l'autre bout avec le pouce et l'index de sa main droite, il le tint à quelques centimètres de la surface du mercure de la cuve pneumato-chimique, et quelques secondes après, le pendule commença à osciller.

271. Je répétai l'expérience avec le même succès. En réfléchissant à ce *fait* reproduit sans peine et avec la même constance, je fus émerveillé, surtout en pensant que c'était si tard que je le connaissais et encore accidentellement. A partir de ce moment le reste du jour s'écoula dans mon laboratoire avec une rapidité sans exemple.

Tout corps, tel que métal, alliage, sulfure, animal, etc., au-dessus duquel je plaçai le pendule semblait en déterminer le mouvement oscillatoire; *voilà un premier fait*.

272. Mais *voici un second fait*, qui mit le comble à mon étonnement. Je me dis : S'il est des corps qui mettent le pendule en mouvement, il y en a qui doivent le réduire à l'état de repos. En effet je prends une plaque de verre, un gâteau de résine, etc., etc., et, conformément à ma pensée, le mouvement s'arrête!

273. Ces faits avaient trop de simplicité, s'étaient reproduits trop de fois d'une manière constante pour les mettre en doute : mais *à quelle cause devait-on les attribuer?* Là était le *problème.*

274. Je me couchai après une journée pleine d'émotions. En réfléchissant dans le calme de la nuit à tout ce qui s'était passé en moi pendant le jour, *une idée fixa* mon *attention :* c'est qu'il me sembla que la *vue du pendule en mouvement avait eu un charme véritable pour moi,* qu'un plaisir réel naissait de l'amplitude de ses oscillations. Ce fut le *trait de lumière* qui m'indiqua l'*experimentum crucis* de Bacon, et qui justifia le proverbe *la nuit porte conseil,* parce qu'en effet la vérité était connue, et le problème résolu.

275. Le lendemain, dans mon laboratoire, je dis à mon aide : « Je vais me bander les yeux, saisir le pendule de la main droite, et vous mettrez successivement sous le pendule les corps qui, hier, l'ont mis en mouvement, puis vous interposerez les corps qui l'ont réduit au repos. Vous noterez les résultats sans m'en faire part. »

Dès que j'eus les yeux bandés, aucune des expériences de la veille ne se reproduisit. Le pendule resta muet, c'est-à-dire, *persista dans l'état de repos.*

276. Voilà les recherches qui m'ont le plus vivement frappé dans ma carrière scientifique à cause de la rapidité avec laquelle trois choses se sont succédé :

1° La constatation d'*un fait,* le mouvement du pendule produit lorsqu'en en tenant l'extrémité libre entre le pouce et l'index de la main droite, le pendule était placé au-dessus d'un certain corps ;

2° La constatation d'*un second fait,* la cessation du mouvement par l'interposition de certains corps que l'expérimentateur *pense* pouvoir la produire ;

3° Pendant une demi-journée j'ai été sous le charme de la croyance d'*avoir constaté moi-même* les effets décrits par Albert Fortis, effets qu'il attribuait à une action exercée par le corps placé au-dessous du pendule.

La nuit qui succéda au jour où ces expériences furent faites, je réfléchis à la cause assignée au mouvement, et frappé de la constance des effets, soit de la mise en mouvement par la présence de certains corps, soit de la cessation du mouvement par l'interposition d'autres corps, entre les premiers et le pendule en mouvement; puis venant à me rappeler une sorte de satisfaction, de plaisir même de la vue des oscillations du pendule, je fus conduit *naturellement* à me dire : Si les expériences ne réussissaient plus dans le cas où l'expérimentateur aurait les yeux bandés, évidemment la cause du mouvement serait en lui-même et non dans les corps placés au-dessous du pendule; car, si ces corps sont essentiellement actifs, quelle que soit la nature de la force qui les anime, on ne voit pas l'influence que les yeux ouverts ou fermés pourraient exercer sur les phénomènes.

Or l'expérience du contrôle prouva qu'en effet l'expérimentateur était la cause des phénomènes sans qu'il en eût conscience.

277. Voilà en réalité toute la *méthode* A POSTERIORI *expérimentale* résumée dans un petit nombre de paroles.

On voit avec quelle clarté ma définition du *fait* se prête à l'analyse que je viens de faire d'un phénomène très-complexe tel qu'il était présenté; et dans cette *analyse à la fois mentale et expérimentale*, on voit avec quelle simplicité je montre un exemple précis de l'erreur si fréquente que j'ai signalée de confondre un *fait* avec l'*interprétation de ce fait;* en outre dans cet exemple est la justification de l'insistance que j'ai mise à montrer la grande influence de la vue dans les mouvements de la gymnastique considérée sous l'aspect général où je l'ai étudiée (191).

278. Mon but n'est pas atteint; la *conclusion finale*, le *principe nouveau*, que j'ai promis, n'est pas formulé; il doit l'être pour justifier d'abord ce que j'ai dit des faits nombreux auxquels il s'applique au double point de vue de la physiologie et de la psychologie, ensuite de la part qu'il a dans l'explication des phénomènes de décadence que l'entendement de l'homme éprouve en même temps qu'il vieillit.

279. Voici le principe exactement formulé :

« Il est des mouvements que nos muscles impriment à « des corps sans que nous en ayons la conscience, mais « nous avons *la pensée que ces mouvements sont possibles;* « en outre *nos yeux ouverts*, disposés à les suivre, reçoivent « d'une cause accidentelle extérieure la direction du mou- « vement; en conséquence les mouvements ont lieu, en « vertu *de la pensée qui n'est pas la volonté*, et d'une *cause* « *accidentelle agissant de l'extérieur sur la vue.* »

280. Les faits auxquels se rattachent le principe que je viens de formuler sont extrêmement nombreux et intéressent autant la physiologie que la psychologie. Si l'épithète d'*explorateur* peut être employée désormais, ce n'est que pour distinguer ce pendule du pendule proprement dit dont la cause unique du mouvement est la pesanteur. Évi-

demment mes expériences qui conduisent au principe précédent (279) s'appliquent à un corps passif qui reçoit le mouvement de notre système musculaire, *quoique ce soit à notre insu*; c'est là le fait nouveau ainsi que l'*intervention de la vue*.

281. Une application naturelle du principe se présente trop fréquemment pour que je me dispense de la faire. Il s'agit de la physionomie de l'homme et même de celle de certains animaux observés dans certaines circonstances.

Sans attacher à la physionomie de l'homme une importance exagérée, il ne me semble pas douteux qu'une pensée qui se présente fréquemment à l'esprit et qui, précédant un acte extérieur, se manifeste par un mouvement, doit à la longue exercer sur la physionomie une impression qu'on exprime par le mot *air*. C'est cet *air* qui précède un acte extérieur que le grand statuaire sait donner à la figure humaine prête à se mettre en mouvement, mais qui ne l'est point encore.

282. Gratiolet, qui joignait à ses études sur l'homme l'observation de l'artiste, attachait quelque importance au rapprochement du principe que je viens de faire à la physionomie. (Voir le premier document.)

Les animaux carnassiers doués d'une grande force qui dans les loges d'une ménagerie sont en possession d'un morceau de chair qu'ils serrent entre leurs griffes en présence d'une personne qui les menace de le leur arracher, tout immobiles qu'ils sont, quelle que soit la férocité de leurs yeux, dominés par la seule idée de conserver leur nourriture, semblent occupés du mouvement qu'ils auront à faire pour triompher de la menace de celui qui les regarde.

ARTICLE TROISIEME.

EXPÉRIENCES FAITES ANTÉRIEUREMENT A CELLES DE M. E. CHEVREUL AVEC LE PENDULE DIT EXPLORATEUR.

A. *Expériences de Gerboin de* 1798 *à* 1808.

283. Lorsque j'écrivis ma lettre à M. A. Ampère (1833), je ne connaissais pas les *Recherches expérimentales sur un nouveau mode de l'action électrique, par Ant.-Cl. Gerboin, professeur à l'École spéciale de médecine de Strasbourg,* etc., comprenant trois cent trente-six pages de texte où sont décrites deux cent cinquante-trois expériences, ni plus ni moins, avec la précision qu'auraient des expériences vraiment scientifiques (1).

Je ne sache rien dans la science de comparable à ce livre tout entier, y compris la planche, comme preuve à citer de l'exactitude de mon explication du *pendule* dit *explorateur.* Supposons en effet qu'après le premier jour où je répétai à l'instigation de M. Deleuze les expériences d'Albert Fortis, et fis de plus celles qu'elles me suggérèrent avec le succès dont j'ai parlé (270, 271, 272); supposons encore que je n'eusse pas senti, la nuit qui suivit cette journée, la nécessité de soumettre, *non les expériences,* mais l'*explication qu'on en donnait à la méthode* A POSTERIORI *expérimentale,* et à

---

(1) Strasbourg, chez J.-G. Levrault, imprimeur-libraire, 1808, in-8.

l'instar de A.-Cl. Gerboin, j'aurais pu refaire identiquement son livre ou son *véritable équivalent.*

284. Effectivement la bonne foi de Gerboin était parfaite.

285. Il pouvait dire avec assurance : Mon livre est l'œuvre du désir de m'instruire ; *c'est un fait dont j'ai conscience.*

286. Il pouvait ajouter :

Après l'observation du mouvement du pendule, j'ai eu la pensée d'en rapporter la cause à l'électricité, et deux cent cinquante-trois expériences, conséquences de cette pensée, m'ont prouvé que j'avais raison ; *voilà un second fait.*

287. En définitive, quel est le résumé des recherches de Gerboin?

Gerboin, historien fidèle de la pensée qui a dirigé ses recherches, a la conscience d'avoir fait connaître un nouveau mode de l'*action électrique* en lui attribuant des effets qui en sont absolument indépendants.

De là deux conclusions :

L'une, relative à l'auteur;

L'autre, relative au mode de l'enseignement des sciences progressives.

a) Conclusion relative à l'auteur.

288. Gerboin, homme de bonne foi, a passé dix ans de sa vie à croire avoir fait une découverte fondée sur deux cent cinquante-trois expériences, c'est-à-dire sur deux cent cinquante-trois *faits*.

Sans contredit ils étaient à son sens autant de preuves de son opinion, parce que, s'étant dit : « Si le mouvement du pendule est dû à l'électricité du corps auquel je le présente, dans telle circonstance où je vais faire une expérience, le mouvement se fera d'une telle manière; » c'est bien là ce qui m'était arrivé lorsque, le pendule que je tenais à la main au-dessus d'un corps étant en mouvement, je m'étais dit: « Voyons si l'interpositiond'un tel autre corps arrêtera le mouvement, » — et le mouvement s'arrêtait (271 et 272); mais l'étude de moi-même m'ayant suggéré la pensée que mon *moi* pouvait agir, l'expérience des yeux bandés m'a appris qu'en effet c'était mon *moi* qui était la cause motrice du *mouvement* du pendule, et sa cause de la cessation du mouvement quand un certain corps était interposé entre le premier corps et le pendule en mouvement.

En rappelant ce que j'ai dit de l'*esprit d'invention,* de l'*esprit de découverte* (224), de la part que j'ai faite à l'*imagination* et au *bon sens,* on voit par cet exemple l'intervention du *bon sens* pour examiner si un fruit de l'imagination est une vérité ou une erreur.

b) Conclusion relative à l'enseignement.

289. Est-il indifférent dans un pays tel que le nôtre, où il existe des programmes imposés à la jeunesse de seize à vingt ans et qui renferment des questions relatives à presque toutes les connaissance humaines, que des hommes tels que Gerboin, un des membres d'une école spéciale de médecine, qui a passé dix ans de sa vie à composer le livre dont je viens de parler, tienne de la loi deux missions : celle de professer et celle de conférer des grades?

B. *Expériences de Steph. Gray* (1731 à 1736).

290. L'histoire du *pendule explorateur* ne serait pas complète au point de vue où je l'envisage, si je passais sous silence des faits dont je n'ai pas parlé dans mes publications antérieures à 1854. Je les trouve dans un écrit de Gray, le physicien de la Société royale de Londres, qui s'occupa d'électricité dans la première moitié du XVIIIe siècle. Il mourut le 15 de février 1736 avec la conviction d'avoir découvert par la voie expérimentale la nature de la force qui met les planètes en mouvement autour du soleil.

291. « J'ai fait dernièrement, dit-il, plusieurs expérien-
« ces nouvelles sur le mouvement projectile et d'oscilla-
« tion des petits corps par l'électricité, au moyen des-
« quelles on peut faire mouvoir de petits corps autour des
« grands soit en cercles soit en ellipses, qui seront con-
« centriques ou excentriques au centre du plus grand
« corps autour duquel ils se meuvent, de façon qu'ils fas-
« sent plusieurs révolutions autour d'eux. Ce mouvement
« se fera constamment du même sens que celui dans le-
« quel les planètes se meuvent autour du soleil, c'est-à-
« dire de droite à gauche ou d'occident en orient; mais
« ces petites planètes, si je puis les nommer ainsi, se meu-
« vent beaucoup plus vite dans les parties de l'apogée que
« dans celles du périgée de leurs orbites; ce qui est direc-
« tement contraire au mouvement des planètes autour du
« soleil (1). »

(1) *Histoire de l'électricité de Joseph Priestley*. Traduction française, t. Ier, p. 109, Paris, MDCCLXXI, et *Phil. trans. abridged.*, t. VIII, p. 402, etc.

..... Priestley continue (1) : « Je les rapporterai (les « expériences de Gray) telles qu'il les donna à M. Mortimer (alors secrétaire de la Société royale) au lit de la « mort. »

« Placez, dit-il (Gray), un petit globe de fer d'un pouce « ou un pouce et demi de diamètre, faiblement élec- « trisé, sur le milieu d'un gâteau circulaire de résine, « de sept ou huit pouces de diamètre ; et alors un corps « léger suspendu par un fil très-fin, de cinq ou six pouces « de long, tenu dans la main au-dessus du centre de la ta- « ble, commencera de lui-même à se mouvoir en cercle « autour du globe de fer, et constamment d'occident en « orient. Si le globe est placé à quelque distance du « centre du gâteau circulaire, le petit corps décrira une « ellipse qui aura pour excentricité la distance du globe « au centre du gâteau.

« Si le gâteau de résine est d'une forme elliptique, et « que le globe de fer soit placé à son centre, le corps léger « décrira une orbite elliptique de la même excentricité que « celle de la forme du gâteau.

« Si le globe de fer est placé auprès ou dans un des « foyers du gâteau elliptique, le corps léger aura un mou- « vement beaucoup plus vite dans l'apogée que dans le « périgée de son orbite.

« Si le globe en fer est fixé sur un piédestal, à un pouce « de la table, et que l'on place autour de lui un cercle de « verre ou une portion de cylindre de verre creux élec-

(1) Page 111. Dans la traduction de l'histoire de l'électricité de Priestley le nom de *Gray* est écrit *Grey*.

« trisé, le corps léger se mouvra dans les circonstances « ci-dessus et avec les mêmes variétés (1). »

Gray parle encore de quelques expériences analogues, mais il avoue qu'il n'a pas réussi à les reproduire quand le fil était soutenu par autre chose que la main, quoiqu'il imagine qu'elles auraient réussi si le fil eût été soutenu par quelque substance animale vivante ou morte (2).

Priestley ne croit pas aux expériences de Gray; il assure que Mortimer en fut la dupe, et qu'après la mort de Gray, il prétendait avoir fait tourner des corps légers autour d'un globe de marbre noir, d'une écritoire d'argent, d'un petit copeau de bois et d'un gros bouchon de liége.

292. Enfin Priestley termine l'exposé des expériences de Gray par l'alinéa suivant :

« Les expériences de M. Grey furent essayées par « M. Wheeler et d'autres personnes, dans la maison où « s'assemble la Société royale, et avec une grande variété « de circonstances; mais on ne put tirer aucune consé- « quence de ce qu'ils observèrent pour lors. M. Wheeler, « se donnant lui-même bien des peines pour les vérifier, « eut des résultats différents; et, à la fin, il dit que son « opinion était que le désir de produire le mouvement « d'occident en orient, était la cause secrète qui avait dé- « terminé le corps suspendu à se mouvoir dans cette di- « rection au moyen de quelque impression qui venait de la « main de M. Grey, aussi bien que de la sienne; quoiqu'il

(1) *Ouvr. cité*, pages 112, 113.
(2) *Idem*, pages 113, 114.

« ne se fût point aperçu lui-même qu'il donnât aucun mou-
« vement à la main (1). »

292. Résumons les faits que je viens d'exposer conformément au *principe* précédemment énoncé (279).

Gray a observé qu'un corps léger suspendu à un fil très-fin tenu à la main au-dessus d'un globe de fer fortement électrisé et placé sur un gâteau de résine se meut d'occident en orient autour du globe de fer.

Il en a conclu que l'électricité est la force en vertu de laquelle les planètes tournent autour du soleil.

Mortimer, secrétaire de la Société royale de Londres, a partagé l'opinion de Gray, et après sa mort a dit avoir produit le mouvement d'un corps léger autour d'un globe de marbre noir, d'une écritoire d'argent, d'un petit copeau de bois et d'un gros bouchon de liége.

Wheeler a répété les expériences de Gray avec d'autres personnes dans un grand nombre de circonstances diverses, mais on ne peut en tirer aucune conséquence.

Quoi qu'il en soit, il eut la pensée, que le mouvement d'occident en orient résultait du désir qu'on avait de ce mouvement, et que le mouvement était communiqué au fil par quelque impression venue de la main à l'insu de Gray et à l'insu de lui-même.

Il était dans le vrai; mais la cause du mouvement était soupçonnée, mais non démontrée.

---

(1) *Ouvr. cité*, note, pages 1, 5 et 116.

Conclusion finale.

Le *principe* énoncé (279) explique toutes les observations de Gray.

Il y a plus : la nécessité d'avoir les yeux ouverts que j'ai démontré le premier absolument nécessaire, explique très-bien comment la vue du gâteau circulaire de résine déterminait le mouvement circulaire du corps léger tenu à la main, tandis que la vue du gâteau elliptique déterminait le mouvement elliptique.

En définitive on voit que ce principe explique aussi bien les expériences de Gray que celles de Gerboin.

Dernière réflexion.

293. Si mon intention était de ne plus parler du *pendule* explorateur, je ferais ici une réflexion relative à un *fait psychologique* que m'a présenté l'étude historique, critique et expérimentale de ce *pendule ;* mais ce *fait* importe trop à l'objet de ce mémoire pour le traiter ici avec les détails que j'y rattache, aussi y aurait-il une omission regrettable si cette importance n'était pas notée en ce moment.

Ce *fait psychologique* est l'omission que j'ai faite jusqu'à ces dernières années, lorsque j'ai résumé le principe du mouvement du pendule explorateur dû à une pensée qui n'est pas la volonté, de n'avoir pas ajouté *explicitement* la nécessité pour que le mouvement s'effectuât que *les yeux de l'expérimentateur fussent ouverts*. Cette omission n'existe pas dans le principe formulé plus haut (279). Je reviendrai à deux reprises sur ce sujet dans la TROISIÈME SOUS-SECTION, TROISIÈME CHAPITRE, où je traite particulièrement de l'effet de l'âge sur l'intelligence, et, à propos des moyens d'éviter *l'erreur*, je ne puis me dispenser d'exposer avec quelques détails les motifs de l'omission que j'ai commise, parce que c'est un exemple propre à faire éviter aux autres une *faute*, je ne puis dire une erreur, dont je m'accuse ; je renvoie donc à l'alinéa (327); et, après avoir confessé le *péché* d'omission, je reviendrai une dernière fois sur le mouvement du pendule explorateur (351, 352), et cette fois ce n'est plus une confession, mais une preuve que l'âge n'affaiblit pas indistinctement toutes les facultés intellectuelles.

DEUXIÈME SOUS-SECTION.

PREMIERS PHÉNOMÈNES

DE L'AFFAIBLISSEMENT DE LA MÉMOIRE ET DE LA VUE CAUSÉ PAR L'AGE.

INTRODUCTION.

294. Peut-être pensera-t-on que j'aurais pu réunir les faits traités dans les trois chapitres suivants aux faits de la troisième sous-section et que dès lors la deuxième section n'aurait compté que deux sous-sections; mais ce qui m'a déterminé à faire deux sous-sections au lieu d'une, c'est évidemment la complexité des faits de la troisième sous-section eu égard à la part de l'intelligence, quoique je reconnaisse le premier l'impossibilité de poser une limite absolue entre la deuxième et la troisième sous-section.

CHAPITRE PREMIER.

RAISON POUR LAQUELLE L'AFFAIBLISSEMENT DE LA MÉMOIRE AVEC L'AGE SE MANIFESTE D'ABORD PAR L'OUBLI DES NOMS SUBSTANTIFS.

---

295. Si, comme je le pense, les éléments de nos connaissances, *les faits*, sont *des attributs* que nous rattachons à des ÊTRES, à des *substantifs propres*, de nature physique ou métaphysique, dans le cas où la mémoire s'affaiblira avec l'âge, le *nom* du substantif propre s'effacera de la mémoire, lorsque les attributs de ce substantif propre y persisteront.

Ce phénomène n'est-il pas une conséquence naturelle de notre entendement?

Le nom substantif propre exprime une *résultante*, une somme dont les unités sont les attributs, les *faits*, que nous rattachons au nom de ce substantif propre.

Ou en termes équivalents :

La connaissance réelle de tout substantif propre réside dans les attributs dont l'ensemble est exprimé par le nom de ce substantif.

Dès lors, faut-il s'étonner que la connaissance que nous avons acquise de chacun des attributs que nous rattachons à son nom, conformément au *principe de l'association des idées,* persiste dans notre souvenir après que la mémoire du nom du substantif propre s'en est effacée?

296. Toutes les relations des individus d'une société humaine des deux sexes et de tout âge, reposent-elles sur autre chose que des attributs de chacun d'eux; attributs qui peuvent être *moraux, intellectuels* et *physiques ?*

Les cœurs bien nés oublient-ils jamais les soins, l'affection, dont enfants ils ont été l'objet de la part de leurs parents et de ceux qui leur ont fait quelque bien? Enfin, en tout temps, ce qui rapproche ou éloigne les hommes les uns des autres, ne sont-ce pas des rapports fondés sur des attributs sympathiques ou contraires?

Je lis la XXXVIIIe pensée de Pascal (1) : « Il n'aime plus « cette personne qu'il aimait il y a dix ans. Je crois bien. « Elle n'est plus la même, ni lui non plus. Il était jeune et « elle aussi; elle est tout autre. Il l'aimerait peut-être en- « core telle qu'elle était alors. »

Voilà deux substantifs : après dix ans chacun a conservé son nom, où est donc le changement? dans les attributs respectifs.

297. Quant aux *faits* du ressort des sciences, je ne puis rien ajouter à l'examen dont ils ont été l'objet dans les deux mémoires précédents. Cependant je rappellerai que la connaissance des *substantifs propres physiques* dont l'ensemble des attributs constitue la nature ne s'acquiert que par l'étude de leurs propriétés; et la distinction de chacun

---

(1) Édition de P. Faugère, t. I, p. 190.

d'eux en *espèces définies par leurs propriétés* est l'objet des sciences naturelles : ce sont donc bien ces propriétés que nous étudions, que nous comparons et que nous soumettons à des expériences comparatives ; dès lors, est-il étonnant que, la mémoire s'affaiblissant, le nom du substantif propre s'efface, tandis qu'elle conserve le souvenir des attributs qui ont été des objets d'études plus ou moins attentives, plus ou moins approfondies ?

CHAPITRE II.

OUBLI DES FIGURES.

298. Il arrive fréquemment qu'à l'oubli des noms propres et des noms de substantifs dont j'ai parlé plus haut (première section, chap. Ier, 169), succède l'oubli de la figure des personnes qu'on ne voit pas souvent; et plus d'une fois j'ai pensé que c'était un des inconvénients que l'âge amène surtout chez les princes dont les relations avec beaucoup de gens sont de peu de durée ; et cependant tel cas se présente dans la société moderne où un nom rappelé et prononcé serait utile. Car une position sociale élevée demande une politesse extrême ; et, pour celui dont la position est inférieure, y a-t-il une satisfaction plus grande que d'entendre son nom sortir d'une bouche auguste que l'on n'entend que rarement ?

299. Si l'on veut bien se rappeler le principe posé dans le second mémoire, à savoir, que la vue fixée sur une image peu complexe n'y voit d'une manière distincte que quelques parties seulement, la perception du reste étant tout à fait vague (Deuxième mémoire, Ire section, 96, 97, 98); si l'on se rappelle en outre les applications du principe aux ressemblances humaines (§ II du chap. II, 122, 123, 124, 125), on s'expliquera les différences si extrêmes qui peuvent exister entre deux personnes qui sem-

blent n'en avoir aucune, et que l'on juge toutes les deux en avoir avec une troisième. On s'expliquera naturellement les méprises si fréquentes qui en sont la conséquence, lorsque la vue affaiblie par l'âge ne permet pas de nommer avec certitude telle personne qu'on rencontre et qu'*on se rappelle avoir vue quelque part*. C'est l'affaiblissement de la vue et de la mémoire, et encore l'aspect sous lequel se présentent aux yeux quelques parties seulement du visage, qui vous jettent dans l'incertitude quand ce n'est pas dans l'erreur, et de là ce sentiment toujours pénible pour toute personne bien élevée qui craint les méprises.

300. Aujourd'hui les salons officiels où se trouvent des milliers de personnes de toute origine et de fonctions publiques de tout ordre, sont le théâtre d'une foule de méprises, et, sans parler des fautes que j'ai pu commettre et dont je n'ai pas connaissance, il en est que je ne peux trop regretter ; ainsi j'ai hésité à reconnaître, que dis-je ? je n'ai pas reconnu des personnes pour lesquelles mon respect égale ma profonde estime, et, le même soir, dans un salon éclatant de lumière, je parlai à un diplomate, le prenant pour un ministre, et dans un jardin illuminé je lui parlai encore croyant le rencontrer pour la première fois de la soirée !

Que de faits dont l'histoire ne parle pas, faute d'avoir été recueillis par des auteurs de *mémoires* qui en auraient été les témoins ! Et pourtant est-il impossible que quelques-uns de ces faits *infimes* aient été *causes* de grands événements, que des historiens *graves* ou *spéculatifs*, inspirés par le *rationalisme* si commun aujourd'hui, dit-on, aient cherché à expliquer par *des causes proportionnelles aux effets*?

CHAPITRE III.

OUBLI DES LETTRES EN ÉCRIVANT.

---

301. Un des premiers symptômes encore d'affaiblissement qui se manifeste en avançant en âge, est la discordance de la pensée avec la plume tenue par la main chargée de l'exprimer, soit que celle-ci n'ait plus la prestesse de l'obéissauce dont elle jouissait à l'état normal, soit que la mémoire ait des intermittences qu'elle n'avait pas à cet état.

Par exemple, vous écrivez la première syllabe d'un mot et vous le finissez avec la première syllabe du mot qui doit suivre le premier.

Un exemple encore : sur trois mots que vous devez écrire, vous n'écrivez en réalité que le premier et le troisième (1).

---

(1) *De la baguette divinatoire, du pendule explorateur et des tables tournantes, au point de vue de l'histoire, de la critique et de la méthode expérimentale,* p. 233. Mallet-Bachelier, quai des Augustins.

TROISIÈME SOUS-SECTION.

COMPLÉMENT DE L'EXAMEN

PHÉNOMÈNES DE L'AFFAIBLISSEMENT DE L'ENTENDEMENT

CAUSÉS PAR L'AGE.

INTRODUCTION.

302. Cette troisième sous-section concerne spécialement l'étude de l'affaiblissement de l'entendement avec l'âge ; elle est le complément nécessaire d'une pensée qui n'a jamais cessé d'être présente à mon esprit : c'est la faiblesse de l'individu-homme, substantif propre, relativement au substantif appellatif-homme ; quelle que soit la grandeur du génie de l'individu, il a toujours plus reçu de ses ascendants et de ses contemporains qu'il ne leur a donné.

303. Les connaissances acquises par l'habitude de mouvements incessamment répétés, soit pour perfectionner le système musculaire dans les exercices du corps, soit pour arriver à lire des caractères d'écriture ou d'impression et encore les notes de la musique, connaissances préalables à ce qui est du ressort de l'intelligence, sont remarquables lorsqu'on voit la sûreté et la rapidité avec lesquelles ces actes s'exécutent. Rien ne le prouve davantage que la comparaison que nous faisons involontairement de ces actes avec ceux de l'instinct au moment où nous sommes témoins de leur exécution ; mais la réflexion nous rappelle bientôt

qu'il a fallu un long exercice pour arriver à la perfection qui justifie cette comparaison.

304. La manière dont j'ai envisagé la gymnastique des enfants et des adultes dans leurs récréations, l'art d'apprendre à lire les caractères d'écriture et les notes de la musique à livre ouvert, l'explication que j'ai donnée des mouvements du pendule dit explorateur, de la baguette divinatoire et des tables tournantes; en démontrant l'influence capitale de la vue dans ces phénomènes, sont des exemples incontestables qui mettent en évidence pour la première fois la nécessité de l'analyse mentale dans l'explication de certains exercices ou phénomènes de la physiologie humaine. Nous verrons plus loin que, faute de prendre en considération l'influence de la vue dans les actes dont nous parlons, il serait impossible d'expliquer certains phénomènes de la vie humaine attribués à la décadence de l'entendement amenée par l'âge.

305. Si je ne rappelais pas l'importance que j'attribue à l'intervention de la vue dans un grand nombre de cas où nous jouissons à l'état normal de ce sens, incontestablement on ne comprendrait pas l'explication de beaucoup de faits qui rentrent dans le sujet que je vais traiter d'une manière spéciale, faits qui se manifestent lorsque nous sommes parvenus à un certain âge.

306. Dans ce qui me reste à traiter, je n'ai point à m'occuper de l'affaiblissement de l'instinct avec l'âge, car l'homme le perd à mesure que son intelligence se développe, et les animaux n'ont point encore été étudiés en général relativement à l'affaiblissement que l'âge peut apporter à leurs facultés instinctives.

Les trois chapitres suivants auront donc uniquement pour objet l'examen de l'affaiblissement de l'entendement humain avec l'âge.

CHAPITRE PREMIER.

Effets de l'âge pour troubler des mouvements musculaires dont le produit concerne des actes physiques.

CHAPITRE DEUXIÈME.

Effets de l'âge pour troubler des mouvements musculaires dont le produit concerne des actes intellectuels.

CHAPITRE TROISIÈME.

Effets de l'âge sur l'intelligence.

CHAPITRE PREMIER.

EFFETS DE L'AGE POUR TROUBLER DES MOUVEMENTS MUSCULAIRES DONT LE PRODUIT CONCERNE DES ACTES PHYSIQUES.

---

307. L'exercice des organes musculaires satisfait à des besoins auxquels nous attachons de l'importance, quoique nous les nommions des jeux, des amusements, des distractions. Cet exercice a une heureuse influence sur la santé, et telle circonstance peut arriver où un homme qui s'y sera livré avec plaisir dans sa jeunesse, lui devra plus tard la conservation de sa propre vie, grâce à la gymnastique telle que je l'envisage, qui assouplit les organes en même temps que, la vue les dirigeant, l'habitude proportionne l'effort musculaire à l'action qu'il doit accomplir. La pratique des jeux du palet, des boules, du billard, de l'exercice de la course et du saut, etc., ont une utilité réelle que quelques personnes n'apprécient pas assez (191).

308. Il existe un nombre considérable de faits où l'harmonie de la vue et des mouvements musculaires relatifs à la locomotion est troublée d'une manière plus ou moins grave, puisqu'elle peut aller jusqu'à compromettre la vie même, comme je viens de le dire.

La locomotion est assez facile sur un terrain plat où, aucun obstacle ne se présentant, elle s'effectue d'une manière continue comme elle a commencé. Mais il en est autrement si le terrain est inégal, ou glissant, en un mot, si un mouvement du corps devient nécessaire pour prévenir une chute, et encore pour éviter le choc d'un corps que vous n'apercevez qu'au moment où il va vous toucher ; c'est alors que vous sentez la difficulté d'exécuter un changement de position qui ne vous coûtait aucune peine dans le jeune âge. Il faut donc, pour prévenir une chute, que le corps s'arrête avec prestesse et qu'il exécute souvent un mouvement musculaire convenable eu égard à sa rapidité et à sa direction ; et, pour prévenir le choc d'une pierre en mouvement, les yeux doivent apercevoir la pierre d'assez loin pour que le corps se détourne de la direction du mobile qui le menace. Dans ce cas on voit donc la nécessité du concours et de la vue, et du système musculaire qui doit exécuter le mouvement.

Ce sont ces exercices où la vue joue un si grand rôle qui les premiers commencent à déchoir dès que la vision s'affaiblit, et rien n'en offre une preuve plus frappante que les deux faits suivants dont je dois la connaissance à M. Tardieu, l'honorable bibliothécaire de l'Institut. M. Tardieu, jusqu'à l'âge de vingt-cinq ans, était remarqué de ses camarades par l'adresse qu'il déployait dans tous les exercices du corps, lorsqu'à vingt-cinq ans, sa vue commençant à s'affaiblir, cette adresse commença à déchoir.

Le second fait dont je dois la connaissance à M. Tardieu concerne le fils de notre regretté confrère M. Stanislas Laugier ; né avec une myopie des plus prononcées, qui ne lui permettait pas de se livrer à ces jeux où la vue est si nécessaire, son père, frappé des conséquences fâcheuses de la myopie de son fils, lui fit porter des besicles propres à la combattre, et, grâce à un mécanisme très-simple qui les tenait fixées, le fils de M. Laugier put se livrer à des exercices qui auparavant lui étaient interdits (1).

J'aime beaucoup à citer des faits de cet ordre, dont l'un le contraire de l'autre, quant au temps, est la confirmation d'une explication qu'on donne de ces faits.

309. Mais où la locomotion devient difficile, ce n'est pas lorsqu'il s'agit de monter un escalier, c'est quand il faut le descendre : le monter est pénible, sans doute, en raison de l'effort nécessaire pour porter le poids du corps d'une marche inférieure à la marche supérieure, tandis que, s'il s'agit de la descendre, la locomotion toute différente peut être la cause de dangers réels.

Le premier danger tient à l'accélération du mouvement produite par le fait de la descente, accélération dont l'âge peut augmenter l'inégalité, plus grande dans la partie supérieure du corps que dans la partie inférieure. Elle exige, si on veut la prévenir, que la main s'appuie sur la rampe pour assurer la descente. Et, à ce sujet, je ne peux m'empêcher de comparer le bon effet du toucher relativement à la rampe à l'effet du *trait,* lorsqu'il s'agit de donner à l'œil le moyen d'apercevoir la limite de *teintes différentes* dans des *cartes géographiques,* dans des *tableaux graphiques,* afin d'assurer la *vue distincte* de parties qu'on ne veut pas confondre. Mais la rampe ne combat pas seulement l'accélération pro-

(1) Voir aux documents la lettre de M. le bibliothécaire de l'Institut Tardieu à M. Chevreul.

venant du mouvement de descente, elle prévient les vacillations du corps quand elle ne combat pas encore le vertige produit chez certaines personnes par la vue des marches d'un escalier droit situées au-dessous de celle où elles sont. L'effet dont je parle rappelle le vertige qu'on éprouve à la vue d'un espace profond, d'un abîme que l'on regarde d'un sentier étroit, quoique suffisant cependant pour assurer la marche s'il n'était pas escarpé ; cet effet est trop important pour ne pas y revenir bientôt (311 et 312).

310. La descente de l'escalier devient bien plus pénible lorsqu'il est éclairé pendant l'obscurité de la nuit, surtout lorsque la lumière émane de l'axe d'un escalier en spirale, parce qu'alors l'appui de la rampe en spirale étant formé par des barreaux verticaux de fer ou de laiton, l'ombre de chacun d'eux projetée sur une marche ne coïncide que rarement avec le bord qui la limite ; dès lors il arrive que la personne qui descend l'escalier devant voir ce bord de la manière la plus distincte pour que sa locomotion soit assurée, ne l'apercevant pas, elle se trouble, elle hésite sur la limite de la marche où elle doit poser le pied levé en l'air, et l'incertitude est alors bien près d'un accident quand la main ne tient pas la rampe de l'escalier.

La descente est encore plus difficile si au bas de la cage de l'escalier il n'y a guère qu'un mètre à franchir pour arriver à un escalier extérieur qu'on ne voit pas distinctement parce que presque toujours il est éclairé autrement que l'escalier en spirale.

311. Ce que je viens de dire (de 307 à 310 inclus) justifie l'examen auquel je me suis livré (Ire section, chap. II, *Des connaissances résultant d'un exercice de mouvements muscu-*

laires répétés dont le produit concerne des actes physiques). En effet, j'ai montré l'importance des connaissances apprises sans maître dans leurs récréations par cette *gymnastique* à laquelle les enfants se livrent à partir du moment où ils commencent à marcher seuls, jusqu'à l'époque où ils sont devenus *hommes*. C'est donc ainsi qu'ils apprennent, sans en avoir conscience, à HARMONIER *des perceptions de la vue avec des mouvements musculaires,* et c'est cette *harmonie* qui n'a jamais été, que je sache, développée avec l'importance dont elle est au point de vue où je me place pour approfondir la connaissance générale de l'homme, qui m'a déterminé à faire ces études.

312. L'*harmonie* du sens de la vue avec le système musculaire est un exemple de la manière dont je conçois l'*analyse mentale* appliquée à l'étude d'un *fait complexe* lequel est ici l'*adresse* qu'un homme déploie dans un exercice dont les actes sont aussi nombreux que variés.

Le fait complexe ainsi analysé a des conséquences très-naturelles et très-claires.

1° La vue s'affaiblit avec l'âge ; les mouvements musculaires deviennent plus difficiles à mesure qu'on vieillit. Voilà deux causes qui rompent l'harmonie indispensable à la prestesse des mouvements.

2° La vue s'affaiblit et l'adresse n'est plus ce qu'elle était, lors de l'harmonie existant antérieurement entre la vue et les mouvements musculaires.

Exemple : M. Tardieu (308).

3° Tant que la myopie existe, le système musculaire étant normal, faute d'harmonie de la vue l'adresse est impossible.

Mais que des besicles rectifient l'infirmité du myope dont

le système musculaire est irréprochable, et l'adresse aux exercices du corps est assurée.

4° La vue est bonne, mais un défaut d'organisation du système musculaire rend l'adresse impossible à acquérir.

313. Je ne puis garder le silence sur le *bâton* au moyen duquel l'aveugle supplée à la vue dans un certain nombre de cas de locomotion, car il est évident que la suppléance est incomplète. Cependant je ferai remarquer qu'il y a une circonstance où le *bâton* a un avantage sur la vue; c'est celle où la locomotion cessant d'être normale, la vue devient cause du *vertige*, comme je l'ai dit de la descente d'un escalier mal éclairé, l'accord n'existant plus entre la vue et le système musculaire (309-310).

CHAPITRE II.

EFFET DE L'AGE POUR TROUBLER DES MOUVEMENTS MUSCULAIRES DONT LE PRODUIT CONCERNE DES ACTES INTELLECTUELS.

---

314. L'exercice répété des organes qui prennent part à la lecture des caractères écrits ou imprimés, et à celle des notes de la musique, ne présente pas de moindres avantages que le précédent (chapitre Ier), puisque, indispensable au développement de l'intelligence, il met celle-ci en rapport avec toutes les œuvres du génie de l'homme. Mais n'oublions pas, pour rester dans le vrai, ce qu'il coûte de temps pour apprendre aux enfants toutes les notions élémentaires que comprend l'exercice de cet enseignement, par la raison qu'il y a un maître, et que la plupart des enfants dont on veut fixer l'attention, quand ils ne sont pas contrariés, sont indifférents à ce qu'on veut leur apprendre, et cette difficulté pour le maître n'est pas bornée aux enfants, elle s'étend encore aux adultes; rien n'est plus difficile que de développer dans le plus grand nombre la *volonté d'apprendre* en leur faisant comprendre l'*avantage de savoir*. Mais, évidemment, la différence est grande entre cette étude et ce que l'enfant et l'adulte apprennent par un exercice continu et libre de tout maître, puisque les fruits

de l'exercice musculaire intimement lié à celui de la vision sont le produit de la récréation.

315. Les connaissances si remarquables que donnent et l'habitude des mouvements musculaires, et la lecture à livre ouvert des lettres et des notes de la musique, ne suffiraient pas au but que je me suis proposé, si je ne liais pas à ces connaissances toutes celles que je déduis de mes recherches sur les mouvements du *pendule* dit *explorateur*.

La moindre réflexion montre que, si la gymnastique et l'exercice de la lecture associent des actes dépendant, et de la pensée active qui VEUT, et de facultés telles que la *vue* et l'*action musculaire* obéissant toutes les deux à cette volonté avec une rapidité telle que nous ne pouvons saisir l'intervalle qui les sépare, il est de toute évidence que l'explication que j'ai donnée du *pendule* dit *explorateur* a le plus grand rapport avec ces faits, puisqu'elle montre la PENSÉE et la *vue* concourant à des phénomènes qui se manifestent dans le monde extérieur à l'*insu* d'un observateur qui PENSE et qui *voit*.

316. Si, dans l'étude de la lecture à livre ouvert des lettres et des notes de la musique, l'exercice de la vue qui voit ces lettres et ces notes, et l'exercice des muscles chargés de proférer les sons de la parole et les notes de la musique, sont deux exercices simultanés *évidemment inséparables;* si la même évidence existe pour la simultanéité de l'exercice de la vue et de l'exercice des mouvements musculaires lorsqu'on se livre à l'exercice des jeux du palet, des boules, du billard, etc., la même évidence n'est point aussi frappante dans la *gymnastique proprement dite* : cependant la simultanéité de l'exercice de la vue et de celui des

muscles n'en est pas moins réelle, et, pour en convaincre tout esprit logique, il suffit d'insister sur l'exercice du saut d'un fossé qu'on n'avait jamais vu avant de le franchir, et qu'on franchit cependant en n'employant que l'effort musculaire nécessaire à cet acte.

Ce fait compris, *la gymnastique peut être définie l'art d'apprendre et d'exécuter ce que les muscles doivent dépenser de force pour accomplir des actes de mouvement que la vue dirige.*

317. L'artiste qui exécute un morceau de musique à livre ouvert est frappé sans doute par l'âge qui affaiblit à la fois sa vue et son système musculaire. Mais le chanteur, indépendamment des dents dont la part est si grande dans la prononciation nette des sons articulés, est frappé bien plus fortement encore par l'affaiblissement de l'ensemble des organes indispensables à la netteté des sons musicaux. Effectivement, si l'art remédie à l'absence des dents, il est impuissant à corriger ce qu'on désigne par l'expression figurée assez juste de *voix chevrotante.*

318. C'est à présent que je ne puis exprimer mes regrets avec trop d'énergie sur les graves inconvénients qui ont été la conséquence des changements apportés par le caprice ou la mode à la figure et des lettres et des chiffres. Si quelque chose semblait devoir être respecté, c'était la forme de ces caractères, éléments de la pensée écrite. Quand précédemment j'ai parlé avec tant d'insistance de la difficulté d'apprendre à lire à livre ouvert, abstraction faite de la peine du maître à fixer l'attention de l'enfant qui n'a point en lui le sentiment de la grande utilité de cet exercice, j'ai supposé implicitement la permanence de la

forme des lettres et des chiffres adoptée et propagée par les typographes les plus justement renommés, et j'ai dit que le but n'était atteint qu'à l'époque où, grâce à la longue habitude de lire, les yeux lisaient des pensées écrites sans les avoir connues préalablement, et la bouche les prononçait avec la même rapidité que si l'esprit les improvisait. Or ce résultat, pour être vulgaire, n'en est pas moins tout à fait admirable pour le penseur. Mais n'est-il pas compromis si les lettres d'un mot sont imprimées en caractères de grandeur inégale; si les formes accoutumées sont modifiées et si les parties rondes de certaines lettres sont carrées et les parties carrées sont arrondies; si des lettres qu'on a été habitué à ne pas voir s'élever au-dessus de la ligne où elles se trouvent, ni à s'abaisser au-dessous, apparaissent avec des appendices qui sortent de la ligne soit en haut, soit en bas; si les chiffres, au lieu de présenter un trait d'égale largeur dans toute leur étendue, se composent de parties de diverses largeurs; surtout si le contraste entre une partie large et une partie étroite est poussé au point d'effacer à la vue pour ainsi dire la dernière? Alors la lecture devient difficile pour tous ceux qui n'ont pas l'habitude de ces lettres, et, je le demande aux amis du véritable progrès, de telles innovations n'ont-elles pas éminemment le caractère rétrograde? Ne sont-elles pas en contradiction manifeste avec le principe de propager la lecture dans toutes les classes de la société?

319. Que nous examinions beaucoup de choses nouvelles relatives à la nature du sujet de ce chapitre en nous reportant au tableau de l'activité de l'esprit (238), et nous verrons des cas nombreux où l'*esprit d'innovation* n'a point

été heureux, car indubitablement il s'est montré *esprit de recul*. C'est ce qui arrive incontestablement pour tous les changements dont je viens de parler apportés à la forme des caractères d'imprimerie, lettres et chiffres, adoptée par les grands typographes.

C'est ce qui arriverait indubitablement aux caractères des sons musicaux si on voulait en changer la forme ; car je ne connais rien de plus satisfaisant, eu égard à la vision distincte, que les notes actuelles placées sur des lignes droites parallèles avec leurs signes généraux.

J'ajouterai encore deux faits aux précédents, tant les inconvénients de ceux que je viens de relever me semblent éloignés de l'*esprit progressif* tel que je l'ai défini (238).

Si jamais le *principe de la vue distincte* a été observé, c'est dans les *cadrans des horloges publiques* où l'on a établi le maximum du contraste en choisissant le blanc pour fond et le noir pour les heures et les aiguilles. Car évidemment un *cadran est l'indicateur des heures,* d'où la conséquence que c'est aller contre le principe en affaiblissant le contraste par des fonds blancs ou noirs et des aiguilles dorées, etc., etc.; en un mot ces changements sont l'œuvre de l'*esprit de recul.*

Enfin le *deuxième fait,* quoique d'une autre catégorie, est de voir aujourd'hui dans tous les jardins publics des *arbres précieux* d'orangerie dont les caisses sont peintes en *vert-frais*. Connaît-on rien de plus contraire au beau que l'art employé à neutraliser la fraîcheur des feuilles des végétaux en leur donnant du roux ? A la vérité le même principe de recul est observé par ces marchands qui placent des bronzes dorés sur des fonds rouges !

CHAPITRE III.

EFFET DE L'AGE
SUR L'INTELLIGENCE PROPREMENT DITE.

---

320. Arrivé au terme de cet ouvrage, je demanderai à mes lecteurs si je n'ai pas atteint le but que je me suis proposé en l'écrivant, à savoir :

D'abord en mettant en évidence le peu d'étendue des découvertes auxquelles l'*homme-individu*, *substantif propre*, peut prétendre en se livrant à la culture d'une science quelconque.

Exemple : la vision de l'ombrelle-plane.

Ensuite, les causes d'erreur qu'il faut éviter pour découvrir la vérité une fois signalées, en mettant en évidence la nécessité de soumettre l'interprétation de *faits précis* à des épreuves que suscite la *méthode* A POSTERIORI *expérimentale* telle que je l'ai définie.

321. Je vais exposer dans les sept articles suivants, sous forme de résumé, les conséquences principales des trois

mémoires avec des réflexions propres à en démontrer la généralité ou l'importance relativement à divers sujets dont je n'ai pas traité, ou, si je l'ai fait, c'est trop brièvement, le plus souvent dans la crainte de n'être pas compris faute de connaissances que je ne pouvais exposer que postérieurement lorsque j'aurais réuni tous les *faits* indispensables pour que mes propositions pussent être clairement formulées.

ARTICLE I.

Analyses et synthèses, chimiques et mentales.

J'attache trop d'importance à l'analogie et à la différence de l'*analyse et de la synthèse chimiques* qui agissent sur des *corps concrets pesants,* et l'*analyse et la synthèse mentales,* actes de l'intelligence, ne concernant que des *faits,* c'est-à-dire de *pures abstractions,* comprenant *des faits simples et des faits complexes,* pour ne pas résumer ce que j'en ai dit.

Cette distinction et cette analogie entre des choses pesantes, concrètes d'une part, et d'une autre part de pures abstractions, étaient impossibles à établir avant ma définition du mot *fait.*

ARTICLE II.

Faiblesse de l'esprit humain dans l'individu.

Afin de démontrer cette faiblesse, démonstration qui me paraît si importante pour inspirer à l'étudiant d'une science progressive le désir de fixer son attention sur tout objet qu'il veut bien connaître, je cite la vision de l'ombrelle-plane, et la faute que j'ai commise en formulant, non d'une manière erronée, le *principe* du *pendule explorateur*, mais en omettant d'y mentionner la nécessité des *yeux ouverts* (293).

ARTICLE III.

Intervention *de l'analyse et de la synthèse mentales dans la vision du contraste simultané des couleurs.*

La distinction que je fis en 1818 d'une même propriété qui peut être envisagée sous trois aspects, m'a trop vivement servi dans l'explication critique que j'ai faite du passage des mémoires du duc de Saint-Simon relativement aux cheveux *verts* du duc d'Albuquerque (deuxième mémoire) pour me dispenser d'y revenir, surtout en montrant la part que *l'analyse et la synthèse mentales* ont dans mon explication.

ARTICLE IV.

Connaissance résultant d'un exercice de mouvements musculaires répétés dont le produit des uns concerne des actes physiques et le produit des autres concerne l'intelligence. Intervention *de l'analyse et de la synthèse mentales.*

ARTICLE V.

Différence entre les deux classes de mouvements acquis par l'homme au moyen d'un exercice répété, et les mouvements instinctifs des animaux.

ARTICLE VI.

S'il est incontestable que les facultés de l'homme s'affaiblissent avec l'âge, il en est qui peuvent gagner, mais celles-ci varient selon les individus ; elles concernent des choses qui, nous ayant vivement frappés dans l'enfance, l'adolescence et l'âge mur, ont le caractère de l'ancienneté.

ARTICLE VII.

Quelques réflexions sur l'enseignement suscitées par les études dont cet ouvrage est l'objet.

ARTICLE I.

ANALYSE ET SYNTHÈSE CHIMIQUES ET MENTALES.

---

§ Ier.

Analyse et synthèse chimiques.

322. Nous avons dit que l'emploi des mots *analyse* et *synthèse* en chimie ne donne lieu à aucune difficulté ni à aucune erreur, parce que tous les chimistes sont d'accord sur la définition du *corps simple* et du *corps composé* (62, 63, 64), et qu'en ne s'écartant pas du principe que le *caractère scientifique* d'une connaissance quelconque est la *démonstration*, on n'est jamais exposé à compromettre la science du jour par la découverte du lendemain. Ainsi la science s'est agrandie par la découverte de Davy, la composition des alcalis et des terres considérées avant lui comme simples, sans que la théorie de la combustion telle que l'avait donnée Lavoisier ait été compromise ; et, loin de là, cette grande découverte du savant anglais a étendu celle de Lavoisier. Il est entendu que je ne parle pas du chlore. Dans les sciences progressives du domaine des corps pondérables, les *théories* sont donc toujours conditionnelles à l'état des connaissances du temps. En respectant ce principe,

l'*esprit d'innovation* n'est jamais mauvais et ne peut devenir *esprit de recul* (233, 237).

En définitive, si l'*analyse* et la *synthèse* chimiques ne donnent lieu à aucune équivoque, c'est que l'*espèce* dans les *corps simples* étant exactement définie par l'ensemble de ses propriétés physiques, chimiques et organoleptiques, elle l'est parfaitement dans les corps composés, lorsque, connaissant aussi les propriétés physiques, chimiques et organoleptiques, on connaît, en outre, la nature des espèces simples, leurs proportions respectives et leur arrangement autant que cette connaissance est possible à une époque donnée.

Enfin toutes les espèces chimiques tombant sous nos sens sont pondérables et CONCRÈTES.

§ II.

Analyse et synthèse mentales.

323. Lontemps avant qu'on pût définir l'*analyse* et la *synthèse chimiques* comme elles le sont aujourd'hui, on appliquait les mots *analyse* et *synthèse* à la distinction de pures opérations de l'esprit, suivant l'acception qu'ils ont en chimie, mais avec cette grande différence que les *choses séparées* ou *unies* par l'esprit, ne tombant pas sous nos sens comme *matières, ne sont pas pondérables,* mais *purement* ABSTRAITES.

Or, ayant montré que le *substantif propre* n'est connu que par ses *attributs, qualités, facultés, rapports;* ces mêmes *attributs;* éléments de nos connaissances, sont des *faits*, et ces *faits séparés* par l'analyse mentale d'un tout, le *substantif propre*, sont conséquemment des *abstractions*.

Cette manière d'envisager le *fait*, autorise les expressions de *fait simple* et de *fait complexe*, et explique comment l'esprit d'analyse conduit à un mot qui n'exprime qu'une idée ; tel est le *chiffre* exprimant une seule qualité, une grandeur discrète finie, 1, 2, 3, 4.....

324. Il n'est point inutile, je pense, de faire remarquer que toutes les espèces chimiques qui sont sensibles à nos sens, pondérables et *concrètes*, se prêtent comme toute chose complexe à l'analyse mentale, puisque toutes présentent un ensemble de propriétés diverses, dont chacune est susceptible d'être considérée en elle-même; et il y a longtemps(1) que j'ai recouru à cette *proposition* dans mes *Considérations sur l'analyse organique*.

Pour compléter les applications que j'ai faites déjà de l'*analyse et de la synthèse mentales* dans les parties précédentes de l'ouvrage, je renvoie aux articles suivants.

Article 3. — *Distinction d'une même propriété envisagée à l'état absolu, à l'état relatif, à l'état corrélatif, appliquée à la couleur* (alinéa 329 et 331). *Intervention de l'analyse et de la synthèse mentales.*

Article 4. — *Connaissance résultant d'un exercice de mouvements musculaires répétés, dont le produit des uns concerne des actes physiques, et le produit des autres l'intelligence. — Intervention de l'analyse et de la synthèse mentales.*

---

(1) Voir le troisième document, *Analyse et synthèse mentales eu égard à l'analyse organique immédiate.*

ARTICLE II.

DEUX EXEMPLES DE LA FAIBLESSE DE L'ESPRIT HUMAIN DANS L'INDIVIDU-HOMME.

325. Un des vices de l'homme le plus contraire à la société aussi bien qu'à la science, c'est l'*orgueil*. Il a pour conséquence, chez le *puissant*, la domination, le despotisme, l'esprit de persécution, et chez le *savant*, le professeur, le philosophe, le chef d'école, l'intolérance, et l'oppression même s'il a quelque puissance. Pour faire sentir combien l'orgueil est peu fondé chez l'homme, il suffit sans doute de montrer d'une manière incontestable combien il rencontre d'obstacles lorsqu'il veut s'instruire dans les sciences et surtout dans les sciences progressives, comme le sont en particulier les sciences naturelles les plus complexes. Je vais rappeler les *faits* principaux précédemment exposés qui peuvent être cités comme en étant des preuves incontestables.

§ Ier.

Nécessité pour reconnaître la vérité, dans un sujet qu'on étudie avec l'intention de le bien connaître, de l'examiner souvent, déduite de la vision d'une image peu complexe.

326. La première observation du second mémoire concernant la vision de l'ombrelle-plane, est riche en conséquences, précisément parce que, montrant la faiblesse de l'esprit humain, elle commande l'humilité comme un moyen

indispensable à la recherche de la vérité, en signalant la difficulté de la trouver.

Effectivement quelle est la conséquence de cette première observation? C'est que, dans la vision d'une image aussi peu complexe que l'ombrelle, on n'en voit distinctement à la fois qu'une partie seulement, et non le tout, et les parties distinctes aperçues n'ont définitivement pas toujours de rapport complet avec le tout.

Dès lors, pour l'observateur logicien, en est-il autrement de l'esprit occupé d'un sujet quelconque? Non. L'esprit ne voit qu'une partie du sujet qui l'occupe dans un moment donné; et, quelle que soit la grandeur de l'esprit, il doit revenir plusieurs fois sur le sujet qu'il étudie avec l'intention de le bien connaître. Dès lors encore il doit recourir au contrôle qu'impose la *méthode* A POSTERIORI *expérimentale* pour savoir si le raisonnement qui le conduit à une conclusion est juste ou erroné et comprend tous les *faits* que l'esprit a pris en considération.

L'observation des trois aspects sous lesquels l'ombrelle-plane peut être vue, a une importance considérable pour tous ceux qui cherchent la vérité avec un parfait désintéressement, en même temps qu'elle montre la nécessité de la *tolérance* pour des opinions qui ne sont pas les nôtres, et la *nécessité* de l'examen pour toute recherche entreprise avec l'intention de nous donner une *conviction* sur un sujet du ressort de la logique, *faute que j'ai commise dans la manière dont j'ai formulé le principe du pendule-explorateur avant ces dernières années,* et sur laquelle je reviens en ce moment.

§ II.

Faute que j'ai commise dans la manière dont j'ai formulé le principe du pendule-explorateur avant ces dernières années.

327. Existe-t-il un exemple plus frappant de cette faiblesse de l'entendement de l'homme-individu que celui qui m'est personnel? Après avoir résolu le *problème* de la cause du *pendule* dit *explorateur* d'une manière incontestable, en démontrant que les phénomènes n'ont plus lieu lorsque *les yeux de l'expérimentateur sont bandés,* je n'ai pas mentionné dans le *principe formulé* la condition indispensable des *yeux ouverts* pour que le mouvement musculaire, cause immédiate du mouvement du *pendule,* s'effectuât, et je me suis borné, *non à exprimer une erreur,* mais à énoncer un résultat incomplet, en omettant *une cause,* LA VUE, sans laquelle le mouvement ne s'exécute pas.

La faute est donc celle-ci : ce phénomène dépend de deux causes :

1° La *pensée* du mouvement d'un pendule tenu à la main, pensée qui n'est pas une volonté, mais la croyance d'un mouvement possible ;

2° La *vue,* cause du *sens* du mouvement ; mais *sens* déterminé par une *cause* accidentelle qui dès lors échappe à toute définition rigoureuse préalable. Mais il n'en est pas moins vrai que, dans le *principe formulé,* on n'a mentionné que la première. Les deux expériences de Gray rapportées (291) peuvent être citées à l'appui de l'importance de la *vue.* En effet, le contour du gâteau de résine, sur lequel reposait le corps qui, selon Gray, déterminait le mouvement du pendule, ne déterminait en réalité que le sens du mouvement. Ainsi, sur le gâteau circulaire le pendule décrivait une courbe circulaire, et sur le gâteau elliptique, une ellipse.

Dans ma première expérience, la ligne droite que me présentait une des *parois de ma cuve à mercure déterminait le mouvement dans un plan vertical.*

En définitive, c'est donc là un exemple d'*analyse et de synthèse mentales* bien instructif, puisque l'esprit, après l'observation et l'expérience d'un phénomène qui se passe dans le monde extérieur, arrive à cette conclusion que les deux *causes* résident dans la personne de l'observateur sans qu'il en ait conscience.

328. Le principe du *pendule* dit *explorateur* est le même, comme je l'ai démontré, que celui de la *baguette divinatoire* et des *tables tournantes.*

En traitant de la baguette divinatoire (1), j'ai parlé de l'influence que la *vue* pouvait exercer sur un sourcier de bonne foi, lorsqu'il remarquait sur le terrain un endroit où l'herbe était plus longue, plus drue, d'un vert plus intense, plus frais qu'ailleurs. Cette circonstance favorable à l'existence de l'eau du sol pouvait à son insu déterminer le mouvement de la baguette qu'il tenait.

Quant à une table sur laquelle plusieurs personnes ont les doigts posés, la condition du mouvement est que la résultante des efforts dans un même sens l'emporte sur la résultante des efforts en sens opposé ; car le mouvement est impossible dans le cas d'égalité des deux résultantes.

---

(1) De la Baguette divinatoire, etc., p. 159.

Un jeune homme fort spirituel, dont le nom n'importe pas, savait mon opinion, la partageait, et me disait que très-souvent, voyant une table rebelle, il en déterminait le mouvement très-simplement. Après avoir jugé par l'habitude qu'il avait acquise de la probabilité du mouvement de la table dans un sens, il penchait son corps dans le sens favorable à la production de ce mouvement, et les personnes qui le voyaient, l'imitant instinctivement, c'est-à-dire sans s'en rendre compte, la table tournait enfin!

Voilà ce que je devais citer comme un exemple *du péché d'omission* que peut commettre un homme que le monde appelle un *savant*.

Mais, après cet aveu de ma *faute,* je reviendrai encore une fois, mais ce sera la dernière, sur le mouvement du *pendule* dit *explorateur,* dans l'examen que je ferai de l'opinion de Lordat sur l'insénescence (article VI ; 338, 340, 351 et 352).

ARTICLE III.

Distinction d'une même propriété envisagée à l'état absolu, à l'état relatif, à l'état corrélatif, appliquée à la couleur, et intervention de l'analyse et de la synthèse mentales.

329. La distinction faite en 1818 d'une même propriété qui peut être envisagée à *l'état absolu,* à *l'état relatif* et à *l'état corrélatif,* appliquée depuis longtemps (1828) déjà à la couleur, m'a trop intéressé dans l'application que j'en ai faite à un passage des mémoires du duc de Saint-Simon, pour me dispenser d'en reparler à cause de l'intervention

de l'*analyse et de la synthèse mentales* auxquelles j'ai recouru pour donner une explication satisfaisante d'une chose complexe.

330. La seconde observation du deuxième mémoire, relative encore à la vision, prête trop à l'examen d'un cas d'*analyse et de synthèse mentales* pour me dispenser d'en développer la conséquence à ce point de vue.

Rappelons qu'avant d'expliquer le passage des mémoires du duc de Saint-Simon relatif à ce qu'il dit des *cheveux verts du duc d'Albuquerque,* douzième du nom, j'ai exposé ce qu'on entend par le mot *couleur,* propriété dérivée d'un rayon du soleil réfracté par un prisme de verre, qui donne ainsi le *spectre solaire* comprenant un nombre indéfini de rayons colorés, que nous avons répartis en six groupes : le *rouge*, l'*orangé,* le *jaune*, le *vert,* le *bleu* et le *violet.* On admet :

1° Que chacun de ces groupes renferme des rayons de rouges..., de violets, divers, mais que chacun des groupes conserve sa couleur générique, quel que soit le nombre de réfractions qu'on lui fasse subir ;

2° Qu'en réunissant les rayons rouges avec les rayons jaunes, les rayons jaunes avec les rayons bleus, et les rayons bleus avec les rayons rouges, on obtient des mélanges orangés, des mélanges verts et des mélanges violets, — mélanges qu'il ne faut pas confondre avec les rayons orangés, verts et violets du spectre par la raison que les premiers sont réductibles chacun par la réfraction du prisme en les rayons simples du spectre solaire.

Eh bien, on peut assimiler, par analogie, cette sorte d'analyse du rayon de lumière incolore du soleil en rayons de couleurs diverses à l'analyse chimique ; la lumière incoloré correspond au corps complexe du chimiste, et un rayon coloré qui reste le même après un nombre indéfini de réfractions à un corps simple.

331. Qu'est-ce qu'un *corps rouge?*

C'est un corps qui absorbe tous les rayons colorés de la lumière incolore, *excepté les rouges;* est-il transparent, les rayons rouges se réfléchissent en partie, et l'autre partie traverse le corps transparent; si le corps est opaque, les rayons rouges sont réfléchis.

Ainsi des autres corps orangés, jaunes, verts, bleus et violets.

Après cet exposé de la vision des couleurs, j'ai fait intervenir l'*analyse et la synthèse mentales* pour exposer les phénomènes du contraste simultané des couleurs telles que je les conçois conformément à la *méthode* A POSTERIORI ; et ici je suis heureux de dire que cette intervention est fondée sur la distinction de *certaines propriétés,* dont chacune peut être envisagée sous *trois aspects : absolu, relatif* et *corrélatif.*

L'expression de *mentales* est bien juste, puisqu'en définitive c'est en nous que se passe la perception de la *couleur,* et qu'en nous encore se passent les perceptions des phénomènes auxquels donnent lieu les contrastes que j'ai appelés *simultané, successif* et *mixte;* car évidemment, dans les *contrastes simultané et mixte,* les corps colorés juxtaposés n'éprouvent absolument aucune modification en dehors de nous, et *à fortiori,* s'il s'agit du *contraste successif,* dans le second temps duquel on voit la complémentaire de la couleur qui a été vue dans un premier temps; tout est donc *mental* évidemment.

Mais je ne peux finir cet article sans faire remarquer combien cette distinction de *trois aspects* dans une même propriété a d'importance eu égard à la vérité. Ainsi, le duc de Saint-Simon tire une conclusion erronée, et il ne pouvait en être autrement en 1721, puisque toute sensation de couleur étant considérée comme quelque chose d'*absolu*, on ignorait qu'une *couleur*, vue sous l'aspect *relatif*, peut apparaître toute différente de ce qu'on la verrait isolée. Et enfin, comme je l'ai dit ailleurs, il est fâcheux que les grammairiens, les logiciens et les philosophes qui s'adressent aux jeunes gens n'aient pas fait plus d'applications de l'expression *corrélatif* à des mots dont ils ne parlent qu'au sens *absolu*. Je rappelle à ce sujet la définition du mot *liberté*. Il ne peut être bien défini qu'en en donnant deux définitions.

L'*une*, relativement à l'homme-individu ; c'est la *liberte* ABSOLUE que le maître de philosophie, en parlant de l'homme-individu, doit définir sous le rapport métaphysique.

L'*autre définition*, tout à fait indispensable, c'est la *liberté* RELATIVE eu égard à l'individu-homme, citoyen. Évidemment aucune société humaine ne pourrait exister sans elle, c'est-à-dire sans une *loi* qui, assurant les droits de tous les citoyens, rend la société possible et progressive.

La conclusion est donc ceci :

C'est qu'une société humaine n'est possible qu'à la condition d'une *liberté égale* pour tous les citoyens, et cette *liberté égale* ne peut être définie que par la *loi*. Donc, *liberté* et *devoir d'observer la loi* sont deux expressions corrélatives au point de vue de la société.

Nota. — Voir le quatrième document relatif à la diversité de la sensation que nous recevons des *couleurs bleue, jaune* et *rouge*.

ARTICLE IV.

CONNAISSANCES RÉSULTANT D'UN EXERCICE DE MOUVEMENTS MUSCULAIRES RÉPÉTÉS, DONT LE PRODUIT DES UNS CONCERNE DES ACTES PHYSIQUES, ET LE PRODUIT DES AUTRES L'INTELLIGENCE.

INTERVENTION DE L'ANALYSE ET DE LA SYNTHÈSE MENTALES.

332. Je viens de rappeler l'intervention de l'*analyse et de la synthèse mentales* dans l'explication du contraste simultané des couleurs. Je rappelle maintenant l'intervention de deux classes de mouvements que nous acquérons par l'habitude, de manière à satisfaire à des besoins physiques d'abord, puis à des besoins intellectuels. Les connaissances acquises avec la conscience de satisfaire à ces deux classes de besoins, sont telles que leurs manifestations semblent plutôt émaner de l'instinct que d'un exercice prolongé.

333. C'est grâce à l'ensemble des idées énoncées dans cet ouvrage que l'on peut apprécier aujourd'hui la valeur des distinctions faites dans la recherche des causes immédiates des phénomènes du ressort de la physiologie et de la psychologie, que ce sujet a été éclairé, et qu'il ne peut plus y avoir de doute sur l'avantage de ce mode de procéder. Je ne sache pas qu'avant ces recherches on ait eu des idées

aussi précises que celles qui sont le résultat de l'examen des connaissances acquises par les enfants et les adultes dans ce qu'on appelle leurs jeux et leurs récréations : et ne perdons pas de vue qu'on peut les convaincre désormais sans peine qu'un *effort* pour cet acte physique qu'ils exécutent est proportionnel à l'*effet*.

334. Rappelons maintenant les exercices dont le produit concerne l'intelligence :

L'étude nécessaire pour lire à livre ouvert ;

L'étude nécessaire pour lire des sons musicaux à livre ouvert ;

L'étude nécessaire pour chanter à livre ouvert un *air noté* ;

L'étude nécessaire pour chanter à livre ouvert *les paroles d'un air noté* ;

L'étude nécessaire pour chanter à livre ouvert les paroles d'*un air noté*, en l'accompagnant soi-même d'*un instrument*, présentent un ensemble d'exercices spéciaux dont la progression variée n'est pas sans intérêt quand on arrive à la résultante totale de ces exercices exécutés par un grand artiste.

L'analyse que je viens de faire est aussi intéressante pour le maître que pour l'élève, en établissant un intime rapport entre ce que celui-ci doit apprendre et ce que le maître veut lui enseigner.

N'a-t-elle pas pour conséquence, en exposant tout ce qu'il faut apprendre, de montrer comment les difficultés inhérentes à l'enseignement peuvent être augmentées par des difficultés accidentelles?

Par exemple, tout ce qui nuit à la vision distincte

augmente pour l'élève les difficultés inhérentes au sujet, et c'est ici que je vais avoir recours au tableau de l'activité de l'esprit (238) pour faire comprendre nettement ma pensée.

Le premier principe à suivre, c'est l'opposition *de ton* entre le papier et les caractères qu'il reçoit de l'imprimeur ; or l'opposition de ton la plus grande est entre le blanc et le noir.

Le papier blanc et les caractères du typographe, comme les notes noires des sons musicaux, sont donc ce qu'il y a de plus favorable à la vision distincte.

La forme des caractères doit être aussi invariable que possible, et, sous ce rapport, les meilleurs typographes observeront toujours la règle de choisir les plus parfaits que le temps ait consacrés.

Les notes de la musique me paraissent devoir être conservées à cause de la facilité qu'elles présentent au musicien ; c'est dire que je ne suis pas favorable à l'opinion plusieurs fois émise de les remplacer par des chiffres.

Rien n'est plus difficile à la lecture que le trait des lettres et des chiffres qui varie trop de largeur dans une même lettre, dans un même chiffre ; rien de plus blâmable que de changer arbitrairement tous les caractères d'imprimerie qui présentent des courbes circulaires en lignes droites, comme cela existe dans plusieurs indicateurs de ministères publics.

En résumé, le tableau de l'alinéa (238) permet de juger toutes les innovations faites depuis plusieurs années dans l'inégalité des lettres d'un même mot, dans la grande inégalité de largeur du trait d'une même lettre ou d'un même chiffre, dans la faible opposition de ton entre le fond et le caractère d'innovation en mal, et dès lors de prononcer qu'elles appartiennent à l'esprit de recul.

J'étends le même jugement aux cadrans des horloges publiques présentant un fond blanc avec des aiguilles dorées, comme je l'ai dit plus haut (319).

336. — *L'analyse et la synthèse mentales,* envisagées comme je le fais, ne conduisent-elles pas à expliquer des *faits* relatifs à des organes différents, et qui jusqu'ici n'ont fixé l'attention de quelques observateurs que d'une manière spéciale, isolément, sans avoir donné lieu à une expression assez générale pour entrer dans le domaine de la science.

En revenant maintenant sur des objets auxquels *l'analyse et la synthèse mentales* ont été appliquées avec l'intention d'apprécier l'influence de l'âge sur l'affaiblissement des organes et de remédier à ses inconvénients, j'ai parlé des conséquences de l'affaiblissement de la vue dans une multitude d'actes physiques habituels, j'ai insisté sur les difficultés de la descente des escaliers surtout lorsqu'ils sont éclairés la nuit (309), j'ai noté les différences que présentent sous ce rapport un *escalier en spirale* et un *escalier droit,* j'ai montré le *bon effet d'une rampe qu'il suffit en beaucoup de cas de toucher de la main pour éviter des chutes,* prévenir le vertige, combattre ainsi l'incertitude de la vue et celle des mouvements du corps.

Eh bien, la *rampe de l'escalier* ainsi envisagée eu égard au sens du *toucher,* est comparable à un *trait léger* qui, *circonscrivant des parties* dans une carte géographique, dans un tableau graphique, exerce une si heureuse influence *en égard à la vue* à laquelle la *carte ou le tableau graphique* s'adresse avec l'intention de faire distinguer facilement deux parties contiguës que l'on a coloriées différemment, soit en recourant à des tons clairs d'une même gamme de couleur, soit à des tons clairs de nuances diverses appartenant à des gammes voisines.

Le *trait* pour distinguer des parties différentes qu'un peintre décorateur ne veut pas que l'œil confonde, appliqué convenablement, produit les meilleurs effets ; et je n'oublierai jamais l'enthousiasme avec lequel Champollion le jeune parlait, dans de petits dîners que nous faisions avec Pariset, à son retour d'Égypte, des effets merveilleux, disait-il, que produisaient ces *traits* dans les monuments de l'Égypte.

Enfin, j'ajouterai, pour terminer les applications précédentes *de l'analyse et de la synthèse mentales*, l'explication d'un fait incontestable qui avait fixé l'attention de l'illustre géomètre Laplace : c'est que, disait-il, à l'Opéra on n'entend pas toujours les paroles chantées par les acteurs, lorsqu'on ne les suit pas dans le livre où elles sont écrites.

L'explication que je donne de ce fait est celle-ci : la multitude des sons musicaux émanés des instruments qui se marient aux sons musicaux des chanteurs, prédomine tellement sur les sons articulés du langage que ceux-ci semblent se *fondre* dans les premiers : or que produit la vue des *paroles écrites?* C'est de les rendre distinctes à l'ouïe sans altérer en rien l'harmonie des sons musicaux qui les accompagnent. La *vue* rappelle l'effet de la rampe et encore l'effet du trait pour distinguer des parties *de cartes géographiques ou de tableaux graphiques*, teintées légèrement de la couleur d'une même gamme ou de couleurs de gammes voisines.

337. J'aurais pu à la rigueur réunir les faits de cet article à ceux des chapitres 1 et 2 précédents; mais deux motifs m'ont déterminé à en parler de nouveau, en les considérant surtout au point de vue *de l'analyse et de la synthèse mentales* et à celui *de l'intelligence conformément au tableau de l'alinéa* 238.

Le *premier motif* est de montrer l'intérêt qu'a l'intelligence de rechercher tous les moyens propres à favoriser l'harmonie de la vue avec les mouvements musculaires relatifs aux actes physiques, et encore avec les mouvements de l'organe vocal. En résumé, c'est en profitant de l'*innovation en bien,* sous la double influence de l'*esprit progressif* et de l'*esprit conservateur,* et en repoussant de tous ses efforts l'*innovation en mal* dirigée par l'esprit de recul.

Le *second motif* a été de rapprocher tous les actes fruits de l'harmonie du sens de la vue avec le système musculaire et l'organe vocal, des actes instinctifs que les animaux exécutent sans les avoir appris et avec tant de succès, que le plus grand éloge que l'on puisse faire des actes que l'homme n'a appris qu'après un long exercice, c'est de les comparer aux mouvements instinctifs de la brute.

Il y a dans cette comparaison, qui est *un fait,* une considération que je crois assez nouvelle pour en parler avec quelque détail dans l'article suivant.

ARTICLE V.

DIFFÉRENCES ENTRE LES DEUX CLASSES DE MOUVEMENTS ACQUIS PAR L'HOMME AU MOYEN D'UN EXERCICE RÉPÉTÉ ET LES MOUVEMENTS INSTINCTIFS DES ANIMAUX.

338. Je viens de parler des qualités acquises par l'étude des mouvements répétés, dont le produit peut concerner des actes physiques ou des actes relatifs à l'intelligence, actes qui s'exécutent avec une rapidité et une justesse si grandes, qu'ils sont comparables aux actes instinctifs que les animaux exécutent fatalement sans avoir reçu de leurs ascendants rien d'analogue à la nécessité où se trouve l'homme de les acquérir par des exercices répétés ; il y a là évidemment une opposition si grande entre l'homme et l'animal, qu'il n'est pas sans intérêt de s'y arrêter quelques moments.

Par exemple, le petit poulet, à sa sortie de l'œuf, marche, sait éviter l'obstacle qui s'oppose à sa marche directe, et arrive juste, guidé par la vue, sur le grain destiné à le nourrir et qu'il aperçoit pour la première fois (183).

Les animaux doués de la voix la font entendre pour la première fois, comme ils la feront entendre le reste de leur vie.

Les oiseaux chanteurs, comme l'alouette, la fauvette, le rossignol, chantent pour la première fois comme ils chanteront toujours. Le fait remarquable, c'est qu'en répétant à certaines espèces d'oiseaux des airs musicaux, ils finissent par les retenir et les reproduire; enfin, l'homme apprend à la pie, au perroquet, à prononcer des sons articulés, c'est-à-dire à prononcer des mots de la langue humaine.

N'y a-t-il pas dans ce *fait* quelque chose de *providentiel?*

L'animal n'est pas perfectible de lui-même ; s'il acquiert la faculté d'exécuter un acte quelconque étranger à son instinct, il le doit à l'homme, et c'est le vulgaire qui qualifie de *savant* l'animal en possession de cette faculté acquise; mais, à cela près, l'animal doué de l'instinct a tout ce qu'il faut en lui pour satisfaire à son développement et assurer la propagation de sa forme dans l'espace et dans le temps.

L'homme doué du libre arbitre et le seul être perfectible a donc besoin d'apprendre de ses semblables tout ce que l'animal exécute instinctivement.

Il y a donc, à mon point de vue, un *fait* dont je m'applique à signaler le *grave* inconvénient pour la propagation de la vérité scientifique, existant dans tous les enseignements de l'histoire des êtres vivants, lorsque le maître appelle exclusivement l'attention de l'élève sur le *visible*, ou, s'il ne dit pas explicitement qu'il n'y a de science que dans ce qu'on voit, il le donne à penser en se taisant sur la proposition contraire. Or, quand on écrit, quand on professe qu'en vertu du progrès, un singe est devenu un homme, sans dire pourquoi il existe encore dans les forêts de l'Afrique des singes anthropomorphes, n'y aurait-il pas, dans le *cas* où la proposition que je combats serait vraie, ce fait étrange que la brute en devenant homme aurait véritablement perdu de ses facultés, puisqu'elle se trouverait dans la nécessité de réapprendre par un long exercice ce qu'elle faisait naturellement avant son perfectionnement? Supposez que le singe devienne homme en conservant ses instincts, et vous serez conduit à cette conclusion, que le singe ainsi perfectionné sera plus qu'un homme!

D'un autre côté, si toute la science est dans le *visible*, dites encore comment l'observation comparée des organes de l'homme avec ceux des animaux et des singes anthropomorphes eux-mêmes explique le point de doctrine soulevé par la considération que je viens d'exposer.

ARTICLE VI.

S'IL EST INCONTESTABLE QUE LES FACULTÉS DE L'HOMME S'AFFAIBLISSENT AVEC L'AGE, IL EN EST QUI PEUVENT GAGNER, MAIS ELLES SONT DIFFÉRENTES SELON LES INDIVIDUS.

§ I.

Considérations générales.

339. Avant d'aller plus loin, je ferai remarquer combien cette manière d'envisager les nombreux phénomènes dont je viens de parler jette de jour sur l'idée qu'on doit se faire de l'affaiblissement de nos facultés, en évitant de tomber dans deux opinions extrêmes : l'*une*, que l'affaiblissement est dû à une décadence proportionnelle à la fois des

organes visibles et des facultés intellectuelles, et l'*autre,* que la décadence porte exclusivement sur les organes, tandis que les facultés intellectuelles restent intactes ; c'est ce que le professeur Lordat appelle l'*insénescence du sens intime de l'homme* (1).

340. L'opinion de Lordat n'est pas admissible dans ma manière de voir, mes observations étant d'accord pour reconnaître une intimité entre nos organes matériels et les facultés intellectuelles qui est incompatible avec l'opinion du professeur de Montpellier. Je dis à dessein *facultés intellectuelles* et non pas âme, parce que, conformément à la *méthode* A POSTERIORI *expérimentale,* telle que je la définis en parlant d'un phénomène, d'un effet, je tends à le rattacher à sa cause immédiate qui est une des facultés intellectuelles que l'on fait dépendre de l'entendement, de l'esprit de l'âme ; et cette manière de voir est tout à fait conforme à la *méthode* A POSTERIORI *expérimentale* prescrivant à l'observateur d'un phénomène de le rattacher à sa cause immédiate, et en outre à ce que j'ai dit *de l'analyse et de la synthèse mentales;* je comprends dans les facultés intellectuelles : l'*attention,* l'*observation,* le *jugement* et l'*imagination* surtout que je subordonne à l'âme dont l'attribut principal est sa volonté, de discerner au point de vue *intellectuel,* proprement dit, le *vrai* du *faux*, et au point de vue *moral,* le *bien* du *mal.*

341. Mais, cela dit, je ne puis admettre comme démon-

---

(1) *Preuves de l'Insénescence du sens intime de l'homme et application de cette vérité,* etc. 1844, Montpellier, Louis Castel, Grande Rue, n° 32 ; Paris, Baillière.

trée l'opinion que la décadence de l'intelligence est proportionnelle à celle des organes matériels visibles, par deux raisons : la première est que cette proportionnalité n'a jamais été observée d'une manière précise, et que, pour l'être, il faudrait des connaissances que nous n'avons pas ; et la seconde est que j'ai connu de grandes intelligences dans des corps frêles, dont quelques-uns même avaient des organes affaiblis, malades et même atrophiés, et plus loin je dirai la raison que j'ai de croire qu'il existe certaines idées qui, loin de s'affaiblir avec l'âge, semblent acquérir plus d'importance, plus de généralité (353, 354, 355).

342. Prêt de toucher le but que je me suis proposé d'atteindre en écrivant ce chapitre, j'arrive au sujet le plus *délicat* de ma tâche ; en disant *délicat,* je veux exprimer la difficulté de faire comprendre *ma pensée* eu égard à la différence dont elle est, comparée, et à l'opinion *matérialiste,* et à l'opinion que professent un certain nombre de personnes qui, pleines de confiance en leurs lumières, croient qu'elles suffisent, et qu'il y a même du danger à recourir aux sciences du domaine de la philosophie naturelle, par le motif que certaines personnes réputées savantes les ont considérées comme conduisant fatalement au matérialisme.

J'ai exposé mes opinions dans la troisième section de mon premier mémoire ; elles sont sincères, et je ne crains pas qu'un esprit consciencieux, réfléchi et éclairé, attribue l'opinion matérialiste à leur auteur.

343. Mais il existe des *spiritualistes* qui, sans être hostiles à l'étude des sciences de la philosophie naturelle, reconnaissant même ce qu'elles ont fait en faveur de l'état

physique de l'homme, élevant l'esprit bien au-dessus de la matière, et mettant ces sciences au-dessous de ce qu'ils appellent la *philosophie,* pensent même que celle-ci ne pourrait que descendre en recourant à quelque recherche de leur domaine pour en accroître celui de la science, objet de leur prédilection.

Les recherches de toute ma vie scientifique ont eu pour objet principal d'étudier mon esprit même procédant à ces recherches, et j'en appelle aux études nombreuses et variées dont les sens qui nous mettent en rapport avec le monde extérieur ont été l'objet; études qui m'ont conduit à cette conclusion que l'expression d'*erreurs des sens* doit être bannie du langage scientifique parce qu'elles n'existent pas réellement, la signification de cette expression n'étant, selon moi, que celle de notre ignorance pour expliquer les *phénomènes qualifiés d'erreurs des sens.* Et je rappelle ici, comme preuve de ce que j'avance, l'examen dont un passage du mémoire du duc de Saint-Simon a été l'objet (deuxième mémoire, deuxième section, pages 93 et suivantes). Mais, en parlant de la méthode qui m'a dirigé dans les sujets dont il est question, et après avoir dit pourquoi je rejetais l'opinion de Lordat de l'*insénescence du sens intime,* je craindrais d'exposer cette méthode à des critiques fondées, si je ne m'expliquais pas sur la critique que fait Lordat des *vivisections.* Quand il s'agit d'expériences de *vivisection* auxquelles le bon sens n'a pas présidé, je partage l'opinion de Lordat et je vais dire pourquoi (344). Mais, s'il s'agit de la méthode qui dirigera les expériences de *vivisection* faites par des hommes de génie doués par excellence du *bon sens,* je ne la partage plus.

En définitive, où manque l'*extrême bon sens*, la *vivisection*, comme beaucoup d'autres choses, peut laisser beaucoup à désirer.

§ II.

Réflexions sur les expériences de vivisection.

344. Les expériences de vivisection sont trop différentes pour qu'elles soient confondues en une catégorie unique, relativement à la critique que l'on peut en faire. Je ne puis donc, en parlant de l'opinion de Lordat, traiter son opinion d'une manière absolue, soit en l'adoptant, soit en la rejetant ; la nature des corps vivants est trop complexe pour qu'on agisse ainsi, surtout quand on veut être fidèle à une méthode, comme je fais profession de l'être à la *méthode* A POSTERIORI *expérimentale*. J'ai trop connu Flourens, je me suis trop intéressé à ses premières recherches, pour ne pas reproduire l'esprit d'après lequel j'ai envisagé ses travaux, et je fais allusion à des critiques dont de ma part elles ont été l'objet, et qui, prises en considération par lui-même, n'ont jamais abouti à des conclusions déduites d'expériences que je lui avais suggérées. Aussi plus de quarante ans après ces critiques, j'en reproduirai un résumé pour que mes lecteurs sachent bien les conditions que des expériences de vivisections doivent remplir, selon moi, pour être admises, et ensuite je parlerai d'expériences de vivisection de M. Claude Bernard, dont j'admets l'interprétation.

Les expériences de Flourens auxquelles je fais allusion

concernent l'ablation des lobes cérébraux auxquels il attribue le siége des facultés intellectuelles, l'ablation du cervelet auquel il attribue le siége du principe coordonnateur des mouvements, enfin l'ablation des canaux semi-circulaires de l'oreille interne.

L'ensemble des parties d'un être vivant présente un tout si harmonieux, qu'après avoir retranché une de ses parties, surtout quand il s'agit d'un vertébré à sang chaud, la condition à remplir, l'ablation faite, est de conserver vivant l'animal opéré *le plus longtemps possible*, afin qu'une durée suffisante atteste que la partie retranchée était bien le siége de la faculté disparue; car, plus cette durée se prolongera, et plus la probabilité de la conclusion sera grande.

Une autre condition à remplir est la certitude que toute autre partie retranchée ne fera pas disparaître la faculté qui a disparu à la suite de la première ablation, et une preuve de la nécessité de remplir cette condition est ce qui arriva à Flourens lorsqu'il eut enlevé les canaux semi-circulaires de l'oreille interne à un animal; celui-ci présenta des phénomènes, sinon identiques à ceux qui s'étaient manifestés auparavant par l'ablation du cervelet, mais si analogues, que Flourens aurait été suffisamment autorisé à conclure que ces derniers organes étaient le siége du principe coordinateur des mouvements, et, à ma connaissance, on n'a pas encore résolu la difficulté que je reproduis.

On voit donc que, pour admettre définitivement que le cervelet est l'organe coordonnateur des mouvements, il eût fallu prouver que cet animal opéré ne recouvre plus cette faculté et qu'il en est autrement d'un animal auquel on a enlevé les canaux semi-circulaires de l'oreille interne.

345. Je me hâte de dire que M. Cl. Bernard parle des *vivisections* (1) avec une précision de vues tout à fait conformes à ma manière de voir.

Je commencerai par faire remarquer qu'en distinguant des *vivisections* de différents ordres, selon qu'elles portent sur des *appareils organiques*, sur des *organes*, sur des *tissus* et enfin sur des *éléments histologiques*, il suit une marche complétement d'accord avec l'*analyse mentale* que je préconise, comme *partant du* COMPLEXE *pour aller* AU MOINS COMPLEXE.

La manière dont il considère les expériences de *vivisection* qu'il qualifie de *perturbatrices*, parce qu'à l'exemple de Galien, on enlève des *parties* à un animal, avec l'intention *de juger de leurs usages respectifs*, par le trouble des fonctions, conséquence de l'expérience, justifie mes critiques des expériences de *vivisection* de Flourens.

M. Cl. Bernard ne s'en tient pas là. Il signale ce que les expériences de *vivisection* laissent à désirer au double point de vue de nos instruments et de l'imperfection de nos sens, et, tout en insistant sur la nécessité absolue d'y recourir, pour *fonder les sciences physiologique et thérapeutique*, il parle du cas de leur insuffisance et du besoin de recourir alors à d'autres méthodes. C'est ainsi qu'en rappelant l'emploi des *poisons* dans les recherches expérimentales de Fontana et de J. Muller, il insiste sur l'utilité dont ils peuvent

---

(1) *Introduction à la médecine expérimentale*, Baillière, 1865, pages 172 à 184.

être ; et je ferai remarquer combien l'auteur de ces beaux travaux sur le *curare,* sur la distinction de tant de *nerfs spéciaux* est fondé à parler des avantages de l'emploi réfléchi de ces agents puissants !

Qu'on me permette ici d'ajouter l'utilité dans des recherches de ce genre de ne jamais perdre de vue de considérer, à l'instar des *propriétés chimiques, les propriétés organoleptiques,* eu égard à des espèces chimiques qui, introduites dans un animal, y produisent des effets déterminés qu'on cherche ensuite à faire disparaître en y introduisant d'autres espèces chimiques ; soit que celles-ci forment des composés neutres avec les premières sans subir d'altération, soit que les phénomènes produits en premier lieu disparaissent par les espèces chimiques introduites en second lieu qui agissent alors en s'altérant réciproquement.

§ III.

Réflexions relatives à l'affaiblissement de la vue, de la mémoire, du système musculaire.

346. Les observations précédentes me permettent d'exposer maintenant mes idées sur l'intime liaison existant entre les organes matériels de l'homme et les facultés intellectuelles, du moment où j'ai tracé les limites dans lesquelles je restreins mon sujet.

Mais, avant d'aller plus loin, rappelons :

La conséquence résultant de l'harmonie établie entre la vue et les organes musculaires obéissant à la pensée qui les commande pour exécuter un acte déterminé, *accord merveilleux* en vertu duquel, pour le cas normal, l'effort est justement proportionné à l'acte dont la pensée commande l'exécution.

La conséquence de ce fait est que, si cet *accord merveilleux* vient à se rompre par une cause quelconque, *l'affaiblissement de la vue, la paresse des organes musculaires,* et probablement même un *affaiblissement de la pensée,* l'homme sera atteint par une décadence apparente, et dès lors il cessera de présenter ces actes admirables acquis par la gymnastique naturelle et par l'habitude de mouvements répétés, dont le produit concerne des actes physiques, actes que l'on compare à ceux de l'instinct, mais que la réflexion des personnes qui ont étudié les facultés des animaux en général ne confondra jamais avec eux.

347. Si je ne doute pas que l'affaiblissement de la vue, et j'ajoute celui des organes musculaires, peut produire un affaiblissement des qualités acquises par la gymnastique naturelle et un exercice prolongé, sans atteindre les facultés intellectuelles, je ne doute pas que celles-ci ne puissent être atteintes. Je vais dire mes raisons de le penser.

Si, en effet, on eût reconnu que l'animal privé par Flourens de ses canaux semi-circulaires de l'oreille interne (344) eût, après un certain temps, recouvré la faculté des mouvements coordonnés qu'il avait perdue, alors on eût été fondé à conclure que la faculté avait disparu simplement par le trouble porté dans l'économie animale, dont l'ensemble est si harmonieux, comme nous l'avons dit.

Ce sujet est assez important pour que ma pensée ne

laisse aucun doute sur son interprétation de la part du lecteur.

Supposons qu'un *droitier* (un individu qui se sert de sa main droite habituellement) perde le bras droit par une force vive (un boulet de canon par exemple), il perdra la faculté d'écrire ; mais il y a tout à croire que la nécessité le rendra apte, par un exercice répété, à faire avec le bras gauche ce qu'il faisait avec le bras droit. Eh bien ! n'est-il pas possible qu'il y ait des faits de vivisection tout à fait analogues à la supposition que je viens de faire ?

348. Avant de parler de l'affaiblissement des facultés intellectuelles, je réitère ma déclaration de l'intimité avec laquelle elles sont unies aux organes matériels qui interviennent en quelque chose dans leur manifestation au dehors. Conséquemment, sous le prétexte d'être plus clair dans la manière dont j'énonce mon opinion, je me garderai avant tout de l'absolu et je ne me compromettrai pas en concluant d'une manière positive d'après des choses négatives. Je me borne donc à dire que des personnes favorables à l'*opinion matérialiste* ayant avancé comme conséquence de leur principe que la décadence de l'entendement est proportionnelle à l'altération des organes, sans avoir donné la preuve de leur assertion, je ne raisonnerai pas comme si elles l'eussent donnée.

Je vais plus loin : la proposition serait démontrée un jour, loin d'en tirer une conclusion favorable au matérialisme, cette proportion, cette convenance, ce rapport des parties avec le tout, serait à mon sens une preuve nouvelle, que les êtres vivants n'ont point été formés au hasard, mais qu'ils l'ont été avec une prévoyance raisonnée, à laquelle je ne puis donner d'autre qualification que celle de divine.

Et encore ici ma conclusion est en parfait accord avec les conclusions qui, déduites de ma vie scientifique entière, sont exposées à la fin du premier mémoire, troisième section (78 à 83).

349. Après l'affaiblissement des sens, se manifeste assez communément celui de la mémoire : d'abord l'oubli des noms des substantifs propres, en particulier celui des personnes ; vient ensuite l'oubli ou du moins l'incertitude des traits de la figure humaine eu égard aux personnes avec qui l'on n'a pas de rapports fréquents.

Je ne pense pas, depuis que j'examine ce sujet, avoir des doutes sur le *principe que nous ne connaissons le substantif propre que par ses attributs*. J'examine successivement l'*espèce chimique*, puis l'individu humain.

350. *Espèce chimique*. — Qu'appelle-t-on la connaître ? C'est savoir les propriétés physiques, chimiques, organoleptiques qui la constituent, en un mot ses attributs.

Or, pour les connaître scientifiquement, on étudie ses propriétés les unes après les autres.

Et rien de semblable pour le *nom de l'espèce :* ce ne sont que des artifices de mémoire, de mnémotechnie auxquels on recourt pour ne pas l'oublier ; tandis que le temps qu'on a donné à l'étude des propriétés favorise encore la mémoire par l'association des idées résultant de la diversité des propriétés.

En définitive, le mot *étude* entraîne avec lui une attention plus ou moins prolongée donnée à l'objet qu'on étudie.

La réflexion est donc tout à fait d'accord avec mon explication.

351. Si l'on n'étudie pas les personnes comme on étudie les *espèces chimiques,* les rapports plus ou moins fréquents que l'on a avec elles équivalent, relativement à la mémoire, à l'étude des propriétés des espèces chimiques ; il suffit de réfléchir un instant à cette analogie pour l'adopter comme fondée ; car évidemment ces relations du ressort du monde moral laissent dans beaucoup d'esprits plus de traces profondes que les études du ressort de la philosophie naturelle.

352. Quant à l'oubli des traits de la figure humaine, dans le cas où les occasions de se voir ne sont pas fréquentes, il tient principalement à l'affaiblissement de la vue, et quand on a quelque intérêt à éviter l'incertitude qu'on éprouve à ne pas reconnaître une personne avec laquelle on ne se trouve que rarement, il faut chercher dans sa figure quelque *trait saillant,* spécial, qui acquiert la valeur d'un caractère spécifique au moyen duquel le naturaliste distingue deux espèces voisines, et, sous ce rapport, lorsque vous êtes exposé à confondre deux figures que vous ne voulez pas confondre, vous parvenez à les distinguer presque toujours si vous pouvez comparer dans le même lieu et dans le même moment l'une avec l'autre un temps suffisant.

§ IV.

Raison pour laquelle l'homme en vieillissant peut avoir sur certains sujets des idées plus précises et plus générales que dans l'âge viril proprement dit, déduite de mes dernières recherches sur la cause du mouvement du pendule explorateur.

353. Je ne partage pas l'opinion de Lordat sur l'insénescence, ai-je dit (340), mais, dans l'état actuel, je ne puis admettre en principe que la déchéance des facultés intellectuelles soit évidemment proportionnelle à l'altération visible des organes, et c'est maintenant l'occasion de développer une pensée que je n'ai fait qu'indiquer (341) : c'est que, pour un homme livré à l'étude continue de la science, particulièrement s'il a eu une vocation décidée, une tendance d'esprit à ne pas perdre de vue certaines idées, il existe un genre de connaissances afférentes à ces mêmes idées, toujours présentes à son esprit, qui, loin de s'affaiblir, gagneront en précision, en généralité, en un mot seront en progrès avec le temps. Il pourra même arriver que ces idées cessent d'occuper sa pensée durant un certain temps, et qu'une occasion arrivera où, reprises avec des idées nouvellement acquises, elles prendront une grande extension, ou, ce qui revient au même, les idées nouvelles prendront une grande importance, une grande généralité de leur fusion avec les idées anciennes. Dans un sujet aussi grave, ne voulant pas exprimer des suppositions, des aperçus, je vais parler des choses qui me sont person-

nelles. Je laisse à ceux qui me liront de dire si je m'abuse ou si j'ai raison.

354. A partir de 1812, mes expériences sur le pendule explorateur ne cessèrent pas d'occuper ma pensée jusqu'en 1833, que je les publiai à la sollicitation d'Ampère et de plusieurs amis. Elles prirent un développement bien plus grand que si elles eussent été publiées en 1812. Et elles en prirent bien davantage encore quand elles le furent en 1854 sous le titre de la *baguette divinatoire,* du *pendule explorateur* et des *tables tournantes* à l'occasion de ces dernières (1).

Il n'existe guère de publications sur un sujet spécial qui présente à son origine des propositions plus simples que celles qui furent énoncées en 1812 et reproduites en 1833 et 1854 avec une extension toujours croissante en généralités et en applications, et toujours en restant fidèle à l'énoncé de 1812 que je reproduis :

« Un pendule tenu à la main au-dessus d'un corps quel-
« conque se meut par la pensée de l'expérimentateur que
« le mouvement est possible ; mais cette pensée n'est pas
« la volonté.

« Le mouvement s'arrête par la pensée de l'expérimen-
« tateur que tel corps peut l'arrêter.

« Enfin, il n'y a plus de mouvement si les yeux de l'ex-
« périmentateur sont fermés. »

Ces *faits,* constatés dès 1812, furent reproduits fidèlement par des publications de 1833 et de 1854, sans changement.

(1) Chez Mallet-Bachelier, quai des Augustins.

Mais la vérité, le *fait* certain pour moi qu'une *simple pensée qui n'est pas la volonté* détermine une action musculaire à l'insu de l'expérimentateur, absorba toute mon attention, et, en la *résumant*, j'omis la *condition* sans laquelle il n'y a pas de mouvement, c'est-à-dire la *condition de la vue.*

Et pourtant CETTE CONDITION EST LA DÉCOUVERTE MÊME.

Pourquoi omise?

Avant tout, c'est l'importance attachée à la pensée qui n'est pas la volonté qui me préoccupait.

Et, en second lieu, c'était la difficulté d'énoncer la pensée n'agissant sur le mouvement qu'après avoir reçu des *yeux* l'indication du *sens du mouvement* d'après une circonstance tout à fait accidentelle.

355. Qu'arriva-t-il dans ces derniers temps? C'est qu'occupé de montrer l'influence du temps sur les facultés intellectuelles de l'homme-individu, résumant dans ce mémoire quatre origines des connaissances de l'homme : 1° l'*instinct*; 2°-3° *des connaissances acquises par l'habitude de certains mouvements,* dont le produit des uns concerne des actes physiques et les autres l'intelligence ; et 4° *des connaissances émanées de l'intelligence,* j'eus l'occasion d'apprécier l'influence de la vue dans les connaissances acquises par l'habitude des mouvements 2 et 3. Cette influence de la vue fixa tellement mon attention que, revenant sur l'ouvrage de Gerboin que je ne connus bien que vers 1850, et sur les expériences de Gray, décrites dans le premier volume de l'histoire de l'électricité de Priestley, non-seulement je sentis avoir commis une faute grave par l'omission

de la *vue* dans mon résumé des mouvements du pendule explorateur, mais, par compensation, j'éprouvai une véritable satisfaction de pouvoir compléter mon résumé avec la citation des expériences de Gray, à savoir que, dans ses expériences, le sens du *mouvement* du pendule était déterminé par la vue de *courbes circulaires* ou *elliptiques* qui se trouvaient au-dessous du pendule qu'il tenait à la main.

ARTICLE VII.

QUELQUES RÉFLEXIONS SUR L'ENSEIGNEMENT SUSCITÉES PAR LES ÉTUDES DONT CET OUVRAGE EST L'OBJET.

356. Je ne puis mieux terminer ce petit ouvrage que par quelques réflexions qu'il me suggère relativement à l'enseignement. J'ai fait trop d'expériences, non à la manière de Stahl pour démontrer ou enseigner une doctrine émanée surtout d'un système de vue *à priori*, mais avec l'intention de mettre en évidence des propositions vraies émanées de la *méthode* A POSTERIORI, pour me taire sur les avantages de porter à la connaissance des jeunes gens de quinze à vingt ans certaines propositions riches en conséquences, et applicables à toutes les carrières dans lesquelles ils peuvent s'engager, propositions de l'exactitude desquelles ils peuvent en tout temps s'assurer.

§ Ier.

Utilité de faire faire quelques observations de vision dans des cours de logique ou de philosophie ou encore de grammaire générale.

357. Serait-il sans utilité d'introduire dans les cours de logique, de philosophie, de grammaire générale, je ne dis pas des expériences de physique ou de chimie, mais des observations de vision comme celles que j'ai exposées dans le deuxième mémoire, par exemple, susceptibles d'être une occasion pour un professeur intelligent à la hauteur de sa mission, de donner à ces observations le caractère de véritables expériences, qui d'ailleurs, parce qu'elles sont rares, font une diversion agréable autant qu'instructive à des études qui jusqu'ici ont été bornées au seul raisonnement. Des observations analogues à celles que je recommande laissent des traces profondes dans la mémoire une fois qu'on les a faites, et qu'un raisonnement sévère en a montré la précision en en développant les applications.

Premier exemple.

La vision de l'ombrelle-plane n'a-t-elle pas un grand intérêt pour de jeunes esprits, en leur faisant sentir la nécessité de revenir plusieurs fois, et à différentes époques, sur un même sujet, afin de le connaître dans toutes ses parties?

N'est-ce rien, au point de vue moral et au point de vue du

véritable savoir, que d'expliquer comment un même objet, se présentant sous des aspects divers à des observateurs différents, explique, dans plus d'un cas, comment il peut être l'objet de jugements divers ?

Deuxième exemple.

Les observations diverses de vision auxquelles donne lieu le passage des mémoires du duc de Saint-Simon pour démontrer la finesse d'esprit de l'illustre écrivain, expliquant en même temps l'erreur qu'il commet à cause de son ignorance du *contraste des couleurs*, contraste tout à fait ignoré de son temps, manquent-elles d'intérêt au point de vue de la critique et de la science même?

N'y a-t-il pas là une occasion de montrer aux jeunes étudiants comment une *propriété unique*, telle que la *couleur*, peut apparaître sous des aspects divers, selon qu'elle est vue sous l'*aspect absolu*, l'*aspect relatif*, et comment on est conduit à conclure la *corrélativité* des *couleurs complémentaires* résultant de deux activités différentes agissant isolément comme couleur, qui se neutralisent mutuellement par leur mélange?

Le deuxième exemple ne se prête-t-il pas à exposer des notions faciles à comprendre sur l'*analyse et la synthèse mentales*, et ces notions ne sont-elles pas de nature à être enseignées le plus tôt possible?

Troisième exemple.

Les élèves de quinze à vingt ans, et même plus jeunes,

n'écouteraient-ils pas avec intérêt l'explication des jeux d'adresse, où la vue est associée si intimement avec le système musculaire ?

Dans la *proportion de l'effort à l'effet* n'existe-t-il pas une idée claire de l'esprit de synthèse mentale réunissant des faits aussi nombreux que variés qui sont à leur connaissance personnelle ? N'est-ce rien qu'une occasion si heureuse de leur montrer l'application d'une des plus grandes vérités, la *proportion* de la *cause à l'effet,* dans des actes qu'ils ont exécutés pour leur plaisir, sans savoir ce qu'ils faisaient ?

Quatrième exemple.

Je n'oserais affirmer que, pour les élèves de logique ou de philosophie des Lycées, l'exemple dont je veux parler maintenant aurait le même intérêt que les trois précédents, les deux premiers surtout ; mais, dans un enseignement moins littéraire ou plus philosophique, il ne serait pas déplacé, ce me semble.

Je fais allusion aux *mouvements* qualifiés assez généralement aujourd'hui d'*inscients.*

Un exposé historique des travaux dont le *pendule,* dit *explorateur,* a été l'objet, présenterait surtout de l'intérêt pour des jeunes gens qui se destinent à la carrière de la médecine, en le commençant par les expériences de Gray, puis les expériences d'Albert Fortis, de Gerboin, de 1798 à 1808, les miennes de 1812, et leur développement dans la lettre à M. A. Ampère, en 1854, dans la baguette divinatoire, le pendule explorateur et les tables tournantes, etc. ;

et, après l'exposé historique, revenir sur les expériences de Gray et les recherches de Gerboin pour montrer les graves inconvénients d'inductions déduites d'expériences dont l'interprétation n'a pas été soumise au contrôle : à mon sens, il y a là un sujet simple bien circonscrit, qui, sans supposition aucune, met en évidence comment une *seule expérience de contrôle,* CELLE DES YEUX *fermés,* met au néant une prétendue *théorie* qui n'est qu'une pure déception.

Insister sur la nécessité de ce contrôle et sur ce *fait* que si l'*imagination* est une faculté de l'*esprit d'invention,* c'est à la condition de l'intervention du *bon sens ;* car à lui appartient essentiellement le choix, le mode de contrôle le plus convenable pour un cas donné.

§ II.

Opportunité qu'il y aurait, dans l'enseignement des êtres vivants, d'insister sur la différence que présentent des faits existant incontestablement, dont les uns s'expliquent et les autres ne s'expliquent pas.

358. Les sciences relatives à l'étude des êtres vivants sont les plus complexes de la philosophie naturelle, car elles empruntent des notions essentielles à toutes les sciences, dont le but est la connaissance des corps privés de la vie, y compris la science de la grandeur même, les mathématiques.

Si la recherche de la nature des forces qui régissent la matière brute présente de grandes difficultés, celle des forces qui animent les êtres vivants en présente de bien plus grandes encore ; car toutes ces forces, celles de la matière brute et celles des êtres vivants, concourent ensemble, et leur résultante ne doit, dans aucun cas, dépasser une certaine énergie, autrement la vie serait compromise. La première condition de l'existence de l'être vivant, c'est que l'action des forces dites physiques et chimiques soit toujours lente pour que le maintien de la vie normale soit assuré.

Il existe donc dans l'enseignement relatif aux êtres vivants, et particulièrement aux animaux, des conditions auxquelles il faut satisfaire, et qui sont étrangères à l'enseignement des sciences relatives à la matière brute.

359. Il est des enseignements du ressort de l'histoire des êtres vivants qui laissent donc beaucoup à désirer relativement à la vérité, comme je l'ai fait remarquer déjà (338). Si telles erreurs ne sont pas professées explicitement, elles ne sont pas combattues, ni même prévenues par le maître, et l'on pourrait citer plus d'un enseignement qui prépare les esprits auxquels il s'adresse à les prendre plus tard pour des vérités, et voici comment je l'entends.

360. A une époque donnée, il existe toujours, relativement aux connaissances du ressort de la philosophie naturelle, et surtout aux sciences relatives aux êtres vivants, *deux catégories de* FAITS (217, 218, 219, 220).

Première catégorie. — Des FAITS qui ont donné lieu à des interprétations contrôlées par l'expérience, en d'autres termes, soumis au contrôle exigé par la *méthode* A POSTERIORI *expérimentale*.

Deuxième catégorie. — Des FAITS dont la réalité ne peut être, pas plus que celle des premiers, mise en doute par les savants le plus disposés au scepticisme, mais ils en diffèrent en ceci que, quand ils ont donné lieu à des interprétations, aucune d'elles n'a pu être contrôlée. Elles sont donc encore du domaine des hypothèses ou des conjectures.

Eh bien ! c'est sur la distinction de ces deux ordres de faits que j'appelle l'attention du maître ; il lui appartient, il est de son devoir même, de la signaler explicitement à ses élèves, pour qu'aucun d'eux ne soit exposé un jour à confondre les seconds faits avec les premiers, tant que des connaissances nouvelles ne seront pas intervenues pour leur donner le caractère scientifique, la *démonstration*, le seul capable de les faire passer dans la *première catégorie.*

La *deuxième catégorie* de FAITS peut donner lieu de la part du maître à deux fautes :

La *première* est de la confondre avec la première catégorie de faits ; c'est alors que sciemment l'enseignement cessera d'être *positif*, et que le maître confondra le *vrai* avec le *faux* ou avec l'*hypothétique* ou du moins le *conjectural.*

La *seconde faute* sera de garder le silence sur des *faits réels* dont l'existence, je le répète, ne peut être mise en doute, et de raisonner comme s'ils n'existaient pas ou comme s'ils étaient expliqués.

361. Voilà les propositions générales : je cite un *exemple* à l'appui du *précepte.*

Il s'agit de l'*instinct.*

Si le maître donne l'explication de Condillac, il donne, je ne dirai pas une hypothèse, mais une *interprétation* que les observations expérimentales de Frédéric Cuvier (182 et suiv.) ont démontrée absolument *fausse*.

Maintenant que le maître, parlant comme naturaliste, comme philosophe sur les facultés des animaux et de l'homme, passe sous silence l'*instinct*, évidemment il commettra une grande faute, car incontestablement l'omission sera des plus blâmables à tous égards et des plus regrettables quant au point de vue d'un *enseignement complet*; effectivement, s'il existe quelque chose de saisissant dans l'étude des faits naturels pour un esprit fin, délicat, curieux de l'histoire naturelle et des vérités philosophiques, en dehors de toute hypothèse, c'est cette *opposition* qui, dans l'état actuel de nos connaissances, est *absolue* entre l'*instinct* qui ne trompe jamais l'*animal*, et le libre arbitre que l'homme seul possède et qui l'égare si souvent, hélas ! dans toutes les carrières.

Il importe donc que, dans l'enseignement de l'histoire naturelle, et encore de l'anatomie et de la physiologie, le maître ne garde jamais le silence sur des faits incontestables qui ne s'expliquent pas par l'observation des organes visibles.

§ III.

Quelques réflexions relatives au tableau de l'intelligence humaine (238).

362. Si je me suis proposé, dans le tableau relatif à l'intelligence humaine et à son activité (1re section de ce

mémoire (238)), de ne présenter que des considérations scientifiques, tout en insistant pourtant sur sa généralité, je me reprocherais, au moment où je parle de l'utilité dont cet ouvrage peut être, de garder la même réserve par la raison que, sauf la diversité des carrières sociales, je ne puis admettre que la diversité des esprits soit aussi grande que quelques personnes le pensent, et je préviendrai toutes discussions que pourrait soulever cette manière de voir, en expliquant ma pensée sans réticence.

363. En parlant de la diversité des esprits, il n'est nullement question de la diversité des individus d'une famille, d'une société, mais d'hommes plus ou moins distingués, appartenant à des carrières diverses, mais où l'initiative de l'esprit existe, où des études préalables sont nécessaires pour prendre une décision, conduisant à des conclusions. Tout en admettant la diversité des esprits, des génies mêmes dans une seule catégorie de savants, de lettrés, de magistrats, d'hommes de guerre, etc., etc., j'admets une grande analogie entre les groupes divers des esprits les plus distingués appartenant à chacune de ces catégories. C'est donc en me plaçant à ce point de vue que je puis espérer, quand on réfléchira à la distinction des diverses sortes d'esprits définies dans le tableau, que des hommes appartenant à des professions très-diverses et engagés dans des carrières fort différentes y trouveront des renseignements utiles.

364. C'est à ce point de vue que je me suis placé pour suivre la marche de l'esprit humain dans la recherche de l'inconnu scientifique, et, après cette étude, il m'a semblé que, dans toute autre recherche, mais dont la vérité

est toujours le but à atteindre, il y a de véritables analogies à signaler, et qui ne sont pas inutiles à connaître par la réciprocité des services que les recherches d'une catégorie de connaissances pourront rendre aux recherches, et conséquemment aux progrès d'une catégorie différente. Il m'a semblé de plus que cette manière de voir était en parfait accord avec la pensée des législateurs qui, à une première époque, ont institué une Académie des sciences morales et politiques, et des législateurs qui, à une deuxième époque, l'ont restaurée. Du moment où la philosophie, la législation, l'économie politique et l'histoire ont été qualifiées de *sciences,* les législateurs, auteurs de cette institution académique, ont reconnu par là même qu'elles se prêtaient à des considérations scientifiques et que dès lors les hommes voués à ces sciences avaient par là même, depuis qu'il y a des savants, le devoir d'étudier les connaissances douées des caractères qui en ont fait le *groupe des sciences du ressort de la philosophie naturelle.*

C'est à ce point de vue que je me crois autorisé à dire que le tableau de l'activité de l'intelligence (238) me paraît avoir un intérêt incontestable, pour la critique; car, indépendamment de toute hypothèse, il peut diriger l'esprit dans tout ce qui est du ressort de l'histoire de faits quelconques, laissant liberté entière à ceux qui veulent s'en servir; mais il leur impose la tâche de prouver que leurs opinions reposent sur des *faits bien définis.*

365. Le tableau a été imaginé pour satisfaire absolument aux exigences de l'analyse, et de la synthèse mentales, telles qu'elles sont exposées dans le premier mémoire.

Ainsi, en matière quelconque, il prescrit l'examen des faits simples ou moins complexes que ne l'est le fait soumis à l'examen. Ce dernier fait est bien la résultante des faits simples recherchés par l'analyse mentale ; et ce sont ces faits simples qui, une fois reconnus, vont être soumis à la synthèse mentale avec l'intention de savoir à quel point ils rendent compte de ce qu'est le fait complexe soumis à l'examen.

366. Il importe, pour dissiper toute illusion et prévenir tout mécompte, de ne pas confondre les faits sur lesquels on raisonne, quant à leur origine scientifique ; malgré tout ce que j'ai dit du *contrôle de la méthode,* leur certitude n'est pas la même, eu égard :

1° A la science de laquelle ils tirent leur origine ;

2° Aux différents degrés de certitude que peuvent avoir les faits d'une même science ;

3° Aux différentes époques où des faits d'une même science ont été découverts ;

4° Aux auteurs divers auxquels on les doit.

Prenons en considération l'influence que peut avoir chacune de ces causes.

1° Le degré de certitude des faits varie dans les sciences progressives diverses, selon leur caractère de simplicité et de complexité en général.

Les faits les plus simples appartiennent à la physique qui est en possession des instruments les plus précis pour mesurer les grandeurs les plus délicates.

La chimie vient ensuite.

Et les sciences les plus complexes appartiennent à l'étude des êtres vivants. Les sciences anatomiques sont généralement moins complexes que les sciences physiologiques.

2° Il va sans dire qu'une même science présente des faits bien différents au point de vue de la facilité que l'on a d'en estimer les différents degrés respectifs d'exactitude.

3° A une certaine époque, une grande découverte faite dans une science permettra d'aborder avec quelque succès l'étude de faits relatifs à une autre science qui, jusque-là n'ayant pu l'être, était restée dans l'isolement.

4° Il va sans dire qu'aux hommes d'un vrai génie appartient la possibilité, dans une science donnée, d'aborder des sujets de recherches qui auparavant avaient été jugés inabordables à des hommes d'un génie moindre.

Enfin, n'oublions jamais que les contemporains ne sont jugés qu'en première instance pour les découvertes les plus originales et les plus importantes, et qu'à la postérité seule appartient de les juger en dernier ressort.

367. Ces remarques faites dans l'intérêt de la vérité, je ne sache pas qu'il y ait une branche des connaissances humaines à laquelle ce tableau ne soit pas applicable; car, au point de vue où je me suis placé pour étudier la marche de l'intelligence dans la recherche de l'inconnu, elle est incontestablement la même dans toutes les branches du savoir humain, dans les sciences de l'économie politique et les sciences historiques aussi bien que dans les sciences de la philosophie naturelle. Mais, dans le moment actuel, que Dieu me préserve de sortir du domaine de celle-ci! Cependant ne serait-ce pas une inconséquence de ne pas citer une application du tableau à un *fait* consacré par le temps, le seul juge, selon moi, de toute innovation en quoi

que ce soit! Il s'agit d'un *décret du* 1er *de décembre* 1790, *rendu par l'Assemblée constituante,* en vertu duquel un TRIBUNAL DE CASSATION est institué. Si ce tribunal porte aujourd'hui le titre de *cour de cassation,* si deux lois sont intervenues, le 16 de septembre 1807, et le 30 de juillet 1828, elles en ont consolidé l'institution plutôt qu'elles n'en ont modifié l'esprit. Cet exemple me suffit pour justifier la manière dont je comprends l'application de l'*esprit conservateur* à des sujets du domaine des sciences morales et politiques; il met à la portée de tous l'usage que les *sciences historiques* peuvent tirer de la *durée des institutions au point de vue de la* MÉTHODE *à posteriori* expérimentale pour apprécier la valeur de ces institutions.

RÉFLEXIONS DERNIÈRES.

367. Cet ouvrage ne peut être terminé d'une manière plus conforme à l'esprit qui l'a dicté, et à l'importance que j'ai attribuée à l'analyse et à la synthèse mentales, qu'en exposant quelques réflexions propres à distinguer la manière dont j'envisage ces opérations de l'esprit, eu égard au rôle qu'on leur fait jouer encore dans beaucoup d'écrits sur l'*analyse* et la *synthèse* en philosophie, sur les sciences naturelles et généralement sur la critique en quoi que ce soit.

368. L'*analyse* et la *synthèse* MENTALES n'ont jamais été pour moi que ce qu'ont été l'*analyse* et la *synthèse* CHIMIQUES, c'est-à-dire, étroitement unies dans chaque cas où je me suis servi de ces expressions, et toujours conformément au grand principe de la *méthode* A POSTERIORI *expérimentale*. Je me suis bien gardé de les considérer isolément, et dès lors de considérer la synthèse comme éminemment supérieure à l'analyse; loin de les séparer, je les ai considérées comme deux opérations dont l'une sert de contrôle à l'autre; par exemple, Cawendish détermina la composition de l'eau par la *synthèse* dans l'été de 1781, et Lavoisier et le

général Meusnier la confirmèrent par l'*analyse* en faisant passer de la vapeur d'eau sur des tournures de fer chauffées au rouge (1). En un mot, j'ai envisagé l'*analyse* et la *synthèse* chimiques, comme les deux membres d'une équation mathématique.

$$\underbrace{\text{1 volume d'oxygène} + \text{2 volumes d'hydrogène}}_{\text{en poids.}} = \underbrace{\text{2 volumes de vapeur d'eau}}_{\text{en poids.}}$$

Cela bien compris, ce que je combats comme contraire à la *méthode scientifique la plus sévère,* c'est de considérer l'analyse et la synthèse isolément en faisant précéder toujours celle-ci de la première ; or, si tel est le cas général, j'en conviens, cela n'est pas toujours vrai en chimie : et la preuve, la composition de l'eau qui a été établie par la synthèse avant de l'être par l'analyse.

369. De ce qu'en général, dans la recherche de l'inconnu, l'analyse précède la synthèse, on est arrivé dans le second tiers de ce siècle surtout, et après que Condillac eut cessé d'être un oracle en philosophie, à considérer la *synthèse* comme une opération de l'esprit tout à fait supérieure à l'*analyse*.

Non-seulement on distingua des savants *synthétistes* et des *savants analystes,* mais on considéra les premiers comme bien supérieurs aux seconds.

On alla plus loin, on distingua en histoire naturelle trois époques :

Première époque. — Période de confusion.

---

(1) Analyse publiée en mai 1784

Deuxième époque. — Période d'analyse. Cuvier en était le représentant.

Troisième époque. — Période de synthèse ou d'*association.* Commençant juste en 1807, où le père de l'auteur, Étienne Geoffroy Saint-Hilaire, publia son œuvre *Anatomie des os de la tête des poissons.* La base de l'*unité de composition.*

Je renverrai pour les détails à six articles publiés dans le *Journal des savants* (d'octobre 1863 à octobre 1864).

Il est tout à fait contraire à mon système de critique d'assigner des places aux hommes de génie, correspondant à celles qu'un maître attribue à des élèves auxquels il a donné une composition à faire. Si je pense qu'il existe des hommes distingués, plus disposés à l'*analyse* qu'à la *synthèse,* comme il en existe d'autres doués de la disposition contraire, je pense encore que tous les *grands analystes* ont été doués à un haut degré de l'*esprit de synthèse,* comme les grands esprits *synthétistes* l'ont été de l'esprit d'analyse.

Je conclus donc de tout ce qui précède que, pour appliquer le tableau de l'intelligence (238) à un objet quelconque, la première opération à faire est de soumettre cet objet à une *analyse mentale,* avec l'intention de le réduire en des faits simples ou moins complexes.

S'il s'agit d'une discussion entre deux personnes, c'est que chacune applique l'analyse à l'objet de la discussion, et qu'on ne la commence pas sans être d'accord sur la question des faits simples ou moins complexes soumis aux débats. Autrement la discussion n'aurait pas de résultat.

PREMIER DOCUMENT

(Page 196)

RELATIF A UN PASSAGE DES ŒUVRES. DE DE CYRANO BERGERAC.

S'il existe à mon sens une étude agréable autant qu'instructive pour ceux qui veulent se rendre compte à eux-mêmes de faits relatifs à l'esprit humain, occupé de *choses nouvelles*, d'*invention*, d'*imagination*, je ne dis pas pour un motif quelconque, mais pour un motif qui, quoique n'étant pas sérieux au point de vue de la science, peut n'être pas dépourvu de toute vérité, c'est de rechercher si dans de tels écrits où l'imagination domine, il n'y a pas au fond quelque chose de vrai, et encore s'il ne s'y trouve pas des opinions poussées jusqu'à l'*absurde* et au *ridicule* même, mais qui, sans que les auteurs l'aient donné à entendre, ont eu pour point de départ une proposition vraie.

Je réponds affrmativement en citant un passage de de Cyrano Bergerac dont je rattache le point de départ à la proposition que j'ai formulée relativement aux *mouvements inscients*.

En effet, j'ai trop parlé de l'importance que j'attribue à *l'influence de la pensée qui n'est pas la volonté* dans le mouvement du *pendule explorateur* pour y revenir : mais il est opportun d'en reparler avec l'intention de montrer comment une *proposition vraie, incontestable,* semble avoir été un point de départ implicite à une opinion vulgaire qui n'a rien de scientifique, et qui peut même prêter au ridicule. Je fais allusion à un passage de l'*Histoire comique des État et Empire du Soleil par de Cyrano Bergerac* (1). Je ne vanterai pas le livre, mais personne ne me contredira d'y reconnaître l'esprit original de l'auteur.

« .... Je conçus, dis-je, que cette imagination pou-
« voit produire sans miracle, tous les miracles qu'elle venoit
« de faire. Mille exemples d'événemens quasi pareils, dont
« les Peuples de notre globe font foy, achevèrent de me per-
« suader. Cippus, roy d'Italie, qui pour avoir assisté à un
« combat de Taureaux, et avoir eu toute la nuit son ima-
« gination occupée à des cornes, trouva son front cornu le
« lendemain. Gallus Vitius, qui banda son âme, et l'excita
« si vigoureusement à concevoir l'essence de la folie,
« qu'ayant donné à sa matière par un effort d'imagination
« les mêmes mouvemens que cette matière doit avoir pour
« constituer la folie, devint fol. Le roy Codrus, poulmo-
« nique qui, fichant ses yeux et sa pensée sur la fraîcheur
« d'un jeune visage, et cette florissante allégresse qui re-
« gorgeoit jusqu'à luy de l'adolescence du garçon prenant
« dans son corps le mouvement par lequel il se figuroit la
« santé d'un jeune homme, se remit en convalescence.
« Enfin, plusieurs femmes grosses, qui ont fait monstres

(1) Tome II, page 211, édition d'Amsterdam, MDCCIX.

« leurs enfans, déjà formez dans la matrice, parce que leur « imagination qui n'étoit pas assez forte pour se donner à « elles-mêmes la figure des monstres qu'elles concevoient, « l'étoit assez pour arranger la matière du fœtus, beaucoup « plus chaude et plus mobile que la leur, dans l'ordre essen- « tiel à la production de ces monstres. Je me persuaday « même que, si, quand ce fameux hypochondre de l'anti- « quité s'imaginoit être cruche, sa matière trop compacte « et trop pesante avoit pû suivre l'émotion de sa fantaisie, « elle auroit formé de tout son corps une cruche parfaite ; « et il auroit paru à tout le monde véritablement cruche, « comme il se le paroissoit à luy seul. »

Je ne pense pas que cette citation rapprochée de ma *proposition de l'influence de la pensée qui n'est pas la volonté, s'exerçant sur certains de nos actes, en même temps que les yeux sont ouverts,* ne présente un exemple unique de l'avantage qu'il y aurait de réunir des propositions vraies avec l'intention qu'elles ont ou peuvent avoir servi de point de départ à des considérations extravagantes ou ridicules : certainement la recherche de la vérité ne pourrait que gagner beaucoup à un travail de cet ordre, et telle est la pensée sous l'influence de laquelle ce premier document a été recueilli.

DEUXIÈME DOCUMENT

(Page 227)

LETTRE DE M. TARDIEU, BIBLIOTHÉCAIRE DE L'INSTITUT,

A M. E. CHEVREUL.

Dans un entretien récent que j'ai eu l'honneur d'avoir avec M. Chevreul, j'ai été amené à lui faire part de souvenirs personnels qui ont paru le frapper et qu'il m'a prié de lui mettre par écrit.

Je lui disais qu'étant tout jeune garçon j'étais doué d'une remarquable agilité, courant très-vite, sautant bien, etc., mais que ma vue ayant commencé à baisser dès le collége j'avais senti, sans diminution de force aucune, mon agilité diminuer et à la vivacité de mes mouvements succéder progressivement de la lenteur, de l'hésitation et de la timidité; qu'au jeu de *saute-mouton* par exemple, tandis que mes camarades prenaient leur élan de très-loin et le conservaient, j'aimais mieux, même pour forcer le cinq ou le six, m'élancer de la raie même en me ramassant sur moi-même, apparemment parce que de si près je voyais bien et mesurais exactement la distance à franchir.

Je lui dis encore, pour avoir recueilli le fait dans une conversation générale je ne sais plus où, que l'un des fils de M. Stanislas Laugier, qui a la vue très-basse et porte des lunettes de myope, a réussi à rendre ses lunettes en quelque sorte adhérentes à ses yeux et doit à cette disposition de s'être fait remarquer dans la compagnie de marche où il servait pendant la guerre par son agilité, par la hardiesse et la sûreté de ses mouvements.

A. TARDIEU.

JE SUIS HEUREUX D'INSÉRER QUELQUES LIGNES DE MON EXCELLENT CONFRÈRE J. MOHL, RELATIVES AUX SENSATIONS QU'IL A ÉPROUVÉES EN DESCENDANT UN ESCALIER DROIT.

Étant, en 1848, à Ratisbonne, je suis allé voir la Walhalla, temple de forme antique que le roi Louis de Bavière a construit sur la rive gauche du Danube ; je suis arrivé par la route carrossable qui conduit au temple par ses derrières, et, ayant fait le tour de l'édifice, je me suis trouvé sur une plate-forme devant la façade. Sur cette plate-forme on a devant soi un immense escalier en marbre, sur lequel on peut descendre jusqu'au Danube, qui coule au bas de la colline assez abrupte que couronne le temple. Cette colline doit avoir à peu près 250 pieds d'élévation, et l'escalier forme une ligne droite comme un énorme ruban blanc. Il a une largeur considérable, d'au moins 40 pieds ; les degrés aussi ont une largeur uniforme de 3 ou peut-être 4 pieds ; mais, à cette distance de temps, je ne saurais indiquer avec exactitude ces mesures; dans tous les cas, elles sont telles que la descente serait tout ce qu'il aurait de moins inquiétant, si ce n'était qu'un perron d'une vingtaine de marches. Je suis descendu quelques degrés pour voir de plus près cet escalier gigantesque; mais, malgré la sécurité absolue que devait inspirer la largeur des degrés, je fus saisi de vertige et obligé de remonter, et pourtant je ne suis pas enclin au vertige et ne l'éprouve pas dans des cas où il serait plus naturel de s'y attendre.

J. Mohl.

TROISIÈME DOCUMENT

(Page 243)

ANALYSE ET SYNTHÈSE MENTALES EU ÉGARD A L'ANALYSE ORGANIQUE IMMÉDIATE.

Après avoir résumé dans les alinéa 322, 323, les analyses et synthèses, chimiques et mentales, et avoir fait remarquer alinéa 324 que les *espèces chimiques,* comme *substantifs propres,* sont elles-mêmes susceptibles d'être envisagées au point de vue de l'*analyse* et de la *synthèse mentales,* je ne crois point inutile de montrer qu'avant 1815, je m'étais servi de cette manière de les envisager pour donner une idée juste de ce que doit être l'*analyse organique immédiate* appliquée à la matière des êtres vivants pour en faire connaître les *principes immédiats,* en d'autres termes les *espèces chimiques* qui la constituent immédiatement. Dans les *Éléments de physiologie végétale et de botanique,* dont la première partie parut en 1815, on trouve sous forme de *supplément* un écrit que je composai à la demande de mon ami, M. de Mirbel, sur la *composition chimique* des végétaux. Mon intention était de faire connaître à ses lecteurs les conditions dans lesquelles l'analyse chimique devait être appliquée aux végétaux et par extension aux animaux, de manière qu'on pût avec certitude considérer les résultats de l'analyse comme représentant la nature de la matière analysée. Je reproduis textuellement l'alinéa 6 (pages 458 et 459) pour montrer que les idées que je développe dans ce troisième mémoire sont parfaitement conformes à celles de 1815 :

« Si, après avoir considéré en grand la composition des « végétaux, nous fixons notre attention sur les mêmes par- « ties de plusieurs plantes, nous verrons, qu'abstraction « faite de leur organisation, elles diffèrent par l'odeur, la « saveur, la couleur, etc. Nous sommes portés, d'après cela, « à y soupçonner plusieurs sortes de matières, qu'un léger « examen nous apprend bientôt être de nature organique. « Si nous soumettons ensuite ces mêmes parties à l'analyse « chimique, nous en obtiendrons des substances très-dis- « tinctes, mais dont chacune présentera quelques-unes des « propriétés que nous avions reconnues aux végétaux d'où « ces substances auront été extraites. Nous en conclurons « que les plantes sont formées de différentes matières, « qu'il est possible d'isoler par des procédés chimiques. « Lorsqu'on ne pourra séparer aucun corps hétérogène « de ces matières sans en altérer évidemment la nature, on « les regardera comme des *principes* ou *matériaux immé-* « *diats* des plantes analysées. »

L'*analyse minérale ou inorganique* diffère en ce sens de l'*analyse organique immédiate,* que pour la première on peut recourir *aux forces physiques* et aux *forces chimiques* les plus énergiques sans aucun inconvénient, lorsque, après avoir recouru à des forces du même ordre, mais moins énergiques, on n'a pas obtenu de résultat. Il en est tout autrement pour *l'analyse organique immédiate ;* les résultats n'ont d'importance qu'à la condition que les forces physiques et chimiques dont on a usé dans l'analyse n'ont point altéré la composition des principes immédiats séparés.

Dès lors que faut-il, pour reconnaître que les principes séparés par l'analyse, n'ont pas été altérés ?

C'est de les soumettre à un examen préalable susceptible de faire reconnaître les *propriétés physiques, chimiques et organoleptiques* que la matière organique, objet de l'analyse, présentent.

Les propriétés physiques fixeront d'abord l'attention.

On recherchera avant tout si la matière présente une partie solide et une partie liquide, afin de séparer l'une de l'autre s'il est possible.

On recherchera encore les propriétés organoleptiques, l'odeur, la saveur, la couleur.

Les propriétés chimiques doivent être prises en considération. On s'informera si la matière est employée dans l'économie domestique, dans les arts; cette information peut fournir d'utiles renseignements sur les principes immédiats qui la rendent propre à tels usages déterminés.

Si la matière est employée comme aliment, on recherchera les principes immédiats non azotés, tels que le sucre, la gomme, les principes amylacés, tels que l'amidon, la dextrine, puis les principes azotés, le gluten, l'albumine, etc.

Si la matière est employée dans les arts, la teinture par exemple, on cherchera si les principes immédiats séparés représentent les propriétés tinctoriales de la matière analysée.

La matière analysée appartient-elle à la matière médicale ? il faut retrouver dans les principes immédiats séparés les propriétés organoleptiques qui caractérisent la matière.

Informations prises, il s'agit de procéder à l'analyse en employant des réactifs neutres au point de vue de l'acidité et de l'alcalinité, tels que l'*eau*, l'*alcool*, et autres liquides neutres parfaitement purs; et les faire agir dans des conditions où les *espèces chimiques, principes immédiats de la matière organique, ne seront pas altérées*.

C'est ici qu'il sera utile de consulter mes *Considérations sur l'analyse organique immédiate* pour savoir les conditions les plus convenables à observer afin d'éviter de placer les matières organiques à analyser dans des circonstances complexes relativement au nombre des agents. Or la règle à suivre est avant tout de réduire le plus possible le nombre de ces agents.

S'agit-il de sécher? il faut recourir au vide afin d'exclure l'action de l'air. Si on recourt à la chaleur en même temps, on reconnaît que la matière organique peut être portée alors à une température où elle s'altérerait complétement si l'air était présent.

On verra dans l'ouvrage l'avantage des distillations fractionnées quand il s'agit de séparer des corps volatils, et les avantages de la distillation par évaporation lorsqu'il s'agit de matières très-altérables.

En définitive, après avoir fait l'analyse immédiate, il faudra rechercher soigneusement si les principes immédiats séparés représentent par leurs propriétés toutes celles qu'on aura reconnues par de premiers essais et par les informations auxquelles on s'est livré avant l'analyse.

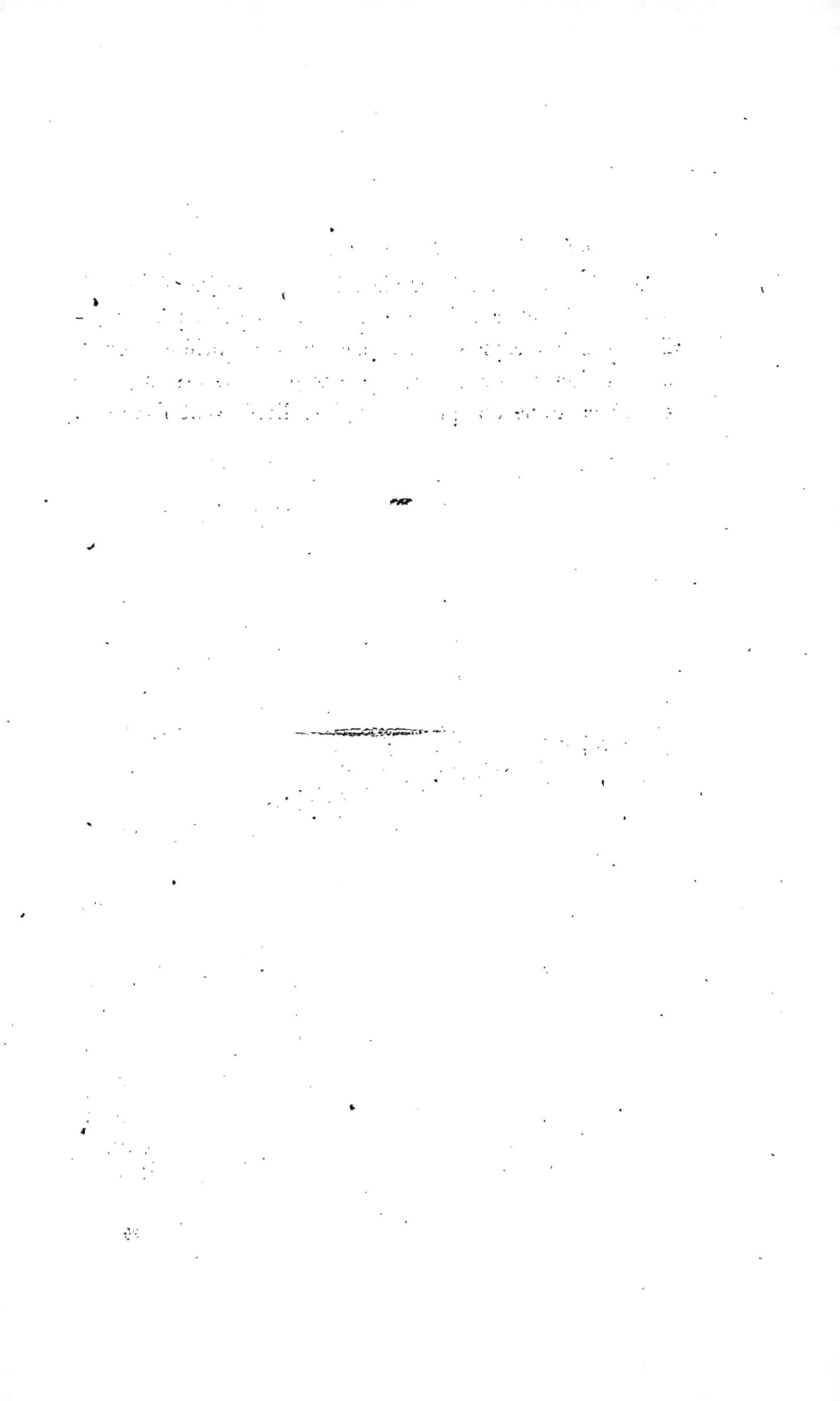

QUATRIÈME DOCUMENT

(Page 252)

RELATIF A PLUSIEURS POINTS DE LA VISION DES COULEURS.

Je ne doute pas qu'un jour les phénomènes de la vision prendront dans l'enseignement dit philosophique et dans l'enseignement appliqué aux arts qui parlent aux yeux par la couleur, une place que sont loin de prévoir ceux qui les ignorent. En attendant, je ne crois pas inutile de rappeler quelques points relatifs à la vision dont j'ai traité ailleurs sans en développer toutes les conséquences. Ils sont relatifs aux couleurs disposées circulairement telles que les présentent *mes cercles chromatiques*. Je ne pouvais avoir égard à ces points lorsque je commençai à m'occuper de rendre *applicable* la conception toute rationnelle de la *construction chromatique hémisphérique,* publiée en 1839 dans le livre *de la Loi du contraste simultané des couleurs*. Ce n'est qu'après plusieurs années de recherches provoquées par la demande de la chambre de commerce de Lyon, que ces points ont fixé mon attention, et qu'après avoir exposé dans le soixante-troisième volume des Mémoires de l'Académie des sciences les expériences et les observations qui s'y rattachent; j'ai observé depuis de nouveaux faits qui donnent aux premiers une importance que je ne leur avais pas attribuée auparavant.

Aujourd'hui, éclairé par l'observation et l'expérience, il faut pour prendre une idée claire des couleurs avoir égard, en ce qui concerne chacune d'elles, à sa *couleur spécifique,* à son *intensité comme couleur spécifique,* et à son *intensité comme propriété éclairante.*

J'appelle *couleur spécifique* ce qui est *bleu,* ce qui est *rouge,* ce qui est *jaune,* et dans ce document je me borne à ces trois *couleurs.*

J'appelle *intensité de la couleur spécifique* ce qui me la fait distinguer de toute autre sans hésitation.

J'appelle *propriété éclairante* ce qui la rapproche du blanc, en d'autres termes ce qui jusqu'à un certain point affaiblit l'intensité et du ton et de la couleur spécifique.

Étudions conformément à ces distinctions chacune de ces trois couleurs en particulier, le *bleu,* le *jaune* et le *rouge.*

Le *bleu* est la couleur la plus éloignée du jaune; aussi les hommes dont le métier est de voir des couleurs ont pu dire, avec quelque vérité, le *bleu* est un *noir clair* et le *noir* un bleu *foncé.*

Le *bleu,* ainsi défini, explique comment en comptant vingt *tons* par gamme, le blanc étant le ton zéro et le noir le ton 21e, vous pouvez avoir des matières d'un bleu 18e ton, pur en apparence de tout rabat, c'est-à-dire de toute bruniture.

Le *jaune* est l'inverse du bleu sous le rapport dont je parle ; je n'ai jamais vu de jaune pur dont l'intensité ait dépassé le 12ᵉ ton de sa gamme.

Quant au *rouge,* intermédiaire entre le bleu et le jaune, il ne dépasse guère le 15ᵉ ton de sa gamme à l'état de pureté, et c'est la couleur qui, comme intensité spécifique, présente le maximum de visibilité.

Quelles sont les conséquences de ces propriétés appartenant aux trois couleurs appelées simples par les teinturiers et les artistes, parce qu'en effet à la rigueur on fait avec elles toutes les couleurs imaginables? Elles sont nombreuses, et, sans prétendre les développer toutes dans ce document, j'en mentionnerai quelques-unes spécialement applicables à la confection des cercles chromatiques et à quelques faits de contraste simultané des couleurs avec le gris normal, en d'autres termes le gris représenté par le blanc mêlé de noir.

Première conséquence.

S'il est vrai que le bleu soit la couleur la plus obscure, la plus rapprochée du noir, celle qui comme couleur pure peut s'élever sans rabat au 18ᵉ ton, on s'explique très-bien comment il se fait que sur les 72 gammes du *premier cercle chromatique,* il y en a 49, y compris le *rouge,* le *jaune* et le *bleu* encore, dont tous les tons de chacune d'elles sont rabattus de manière à constituer

Les gammes du	2e *cercle*	à $\frac{9}{10}$	de couleur	et $\frac{1}{10}$	de noir
Les gammes du	3e *cercle*	$\frac{8}{10}$	—	$\frac{2}{10}$	—
Les gammes du	4e *cercle*	$\frac{7}{10}$	—	$\frac{3}{10}$	—
Les gammes du	5e *cercle*	$\frac{6}{10}$	—	$\frac{4}{10}$	—
Les gammes du	6e *cercle*	$\frac{5}{10}$	—	$\frac{5}{10}$	—
Les gammes du	7[e] *cercle*	$\frac{4}{10}$	—	$\frac{6}{10}$	—
Les gammes du	8[e] *cercle*	$\frac{3}{10}$	—	$\frac{7}{10}$	—
Les gammes du	9e *cercle*	$\frac{2}{10}$	—	$\frac{8}{10}$	—
Les gammes du	10e *cercle*	$\frac{1}{10}$	—	$\frac{9}{10}$	—

Eh bien! le fait remarquable est que les 49 gammes dont je parle appartenant aux 2, 3, 4, 5, 6, 7, 8 et 9 cercles des couleurs rabattues ne présentent pas de différences bien tranchantes, sauf le *terne*, l'*ombre*, la *bruniture*, avec les 49 gammes de mêmes noms du *premier cercle chromatique*. La raison en est que, sur les 49 gammes, il en est 46 qui contenant déjà du bleu, la bruniture qu'on y ajoute agissant comme bleu foncé, les assombrit sans doute sans les modifier beaucoup; et la bruniture ajoutée au bleu produit le même effet, et ajoutée au rouge elle le violète; enfin, ajoutée au jaune, elle le verdit.

En résumé, les 49 gammes des neuf cercles de couleurs rabattues semblent se réduire à des couleurs binaires dont le bleu est plus ou moins terne.

Et ce résultat explique pourquoi les couleurs dites de fantaisie, que l'on qualifie d'un *nom de mode*, appartiennent en général, quand elles ne sont pas franches, à des gammes comprises dans les 23 gammes, intermédiaires entre le rouge et le jaune exclusivement.

En d'autres termes, les 23 gammes dont je parle actuellement renferment deux couleurs, le rouge et le jaune; en y ajoutant du noir ou en d'autres termes du bleu foncé ou terne, c'est une troisième couleur qu'on introduit, et dès lors la modification est bien plus grande que celle des 49 gammes que l'on peut qualifier de binaires relativement aux 23 autres dont nous parlons; et je le répète, cela n'est point un raisonnement, mais un *fait*.

Je présente dans le tableau suivant, le résumé de ce que je viens de dire; on voit du bleu partir une colonne comprenant les *violets rabattus*, celle de gauche, et une seconde colonne, celle de droite comprenant les *verts rabattus*.

Enfin, au-dessous des deux colonnes, il s'en trouve une centrale représentant les 23 gammes rabattues représentées par du rouge et du jaune, plus du bleu terne. On peut sans grande erreur les distinguer des précédents par l'expression de *couleurs ternaires rabattues*.

BLEU.

VIOLETS RABATTUS.	VERTS RABATTUS.
1 bleu.	5 vert-bleu.
2	4
3	3
4	2
5	1 vert-bleu.
BLEU-VIOLET.	VERT-BLEU.
1 bleu-violet	5 vert.
2	4
3	3
4	2
5	1 vert.
VIOLET.	VERT.
1 violet	5 jaune-vert.
2	4
3	3
4	2
5	1 jaune-vert.
VIOLET-ROUGE.	JAUNE-VERT.
1 violet-rouge.	5 jaune.
2	4
3	3
4	2
5	1 jaune.
ROUGE.	JAUNE.
25	24
Bleu compris.	Bleu non compris.

COULEURS TERNAIRES RABATTUES.

1 rouge.
2
3
4
5
ROUGE-ORANGÉ.
1 rouge-orangé.
2
3
4
5
ORANGÉ.
1 orangé.
2
3
4
5
ORANGÉ-JAUNE.
1 orangé-jaune.
2
3
4
5

23

Deuxième conséquence.

Il est impossible de faire des gammes de rouge, de jaune et de bleu qui soient harmoniques en ce sens qu'elles compteraient, par exemple, le rouge 15 tons non rabattus, le jaune 12 tons au plus non rabattus et le bleu 18 tons non rabattus; il est donc évident que la gamme rouge compterait 5 tons rabattus; la gamme jaune 8 tons rabattus au moins; car je ne connais pas une matière colorante de jaune pur qui puisse donner le 12ᵉ ton à la laine par exemple : enfin la gamme bleue ne compterait que 2 tons rabattus seulement.

En définitive, cet état de choses conduit, pour confectionner les cercles chromatiques avec des laines teintes, à recourir aux procédés suivants exposés dans la troisième conséquence.

Troisième conséquence.

Pour obtenir le premier cercle chromatique on fait :

1° Les trois gammes *rouge, bleu* et *jaune* de manière que les vingt tons, de zéro au noir, soient aussi équidistants que possible;

2° On fait la gamme *orangé* dont les tons sont les *entres équidistants* de ceux de la gamme *jaune* et de la gamme *rouge;*

3° On fait la gamme *orangé-jaune,* les tons *entres* des gammes *jaune* et *orangé;*

4° La gamme *rouge-orangé,* les tons *entres* des gammes *orangé-jaune* et *rouge*.

On procède ensuite aux gammes comprises entre le jaune et le bleu :

1° On fait la gamme *vert,* de manière que les tons soient les entres équidistants des tons des gammes jaune et bleu ;

2° On fait la gamme *jaune-vert,* de manière que les entres soient ceux des gammes *jaune* et *vert* ;

3° On fait la gamme *vert-bleu* dont les tons soient les entres des gammes *vert* et bleu.

On procède de la même manière pour les gammes comprises entre le bleu et le rouge :

1° On fait la gamme *violet* dont les tons font les entres des gammes bleu et rouge ;

2° La gamme *bleu-violet* dont les entres sont ceux du bleu et du violet ;

3° La gamme *violet-rouge* dont les entres sont ceux du ton des gammes violet et rouge.

Enfin, après s'être assuré de la correction des 12 gammes, rouge, rouge-orangé, orangé, orangé-jaune, jaune, jaune-vert, vert, vert-bleu, bleu, bleu-violet, violet, violet-rouge, on intercale cinq gammes entre chacune d'elles, portant les noms de rouge avec les nos 1, 2, 3, 4 et 5, pour le rouge-orangé nos 1, 2, 3, 4 et 5, ainsi de suite en allant du rouge au jaune, du jaune au bleu et du bleu au rouge.

Quatrième conséquence.

Les modifications du *gris normal* par la complémentaire des fonds *rouge*, *orangé*, *jaune, vert, bleu et jaune*, s'expliquent de la manière la plus satisfaisante par les propriétés que j'ai attribuées aux couleurs *verte, bleue, violette, rouge, orangée et jaune.*

En effet, le *vert* complémentaire du *rouge*, mêlé au gris, renforce le bleu de celui-ci en y ajoutant une légère teinte de jaune qui en fait du bleu-vert.

Le *bleu* complémentaire de l'*orangé,* mêlé au gris, renforce le bleu de celui-ci en l'épurant.

Le *violet* complémentaire du *jaune,* mêlé au gris, renforce le bleu de celui-ci en lui ajoutant une teinte de rouge ; mais, parce que cette couleur est plus intense que le jaune, le gris, est plus modifié qu'il ne l'est sur le fond rouge.

Évidemment, le *rouge* complémentaire du vert, mêlé au gris, doit produire, et produit, le maximum d'effet par la raison que, ne renforçant pas le bleu du gris, il ajoute la couleur qui est douée de la plus grande intensité spécifique.

Évidemment encore l'*orangé* complémentaire du bleu mêlé au gris le modifiera profondément, mais pas autant que le rouge complémentaire du vert ; car, si l'orangé complémentaire du bleu ne donne pas de bleu au gris, il lui donne du jaune dont l'effet comme intensité de couleur est moindre que le rouge pur, mais qui est plus grand comme lumière. Effet conforme à celui de l'expérience

Enfin, le *jaune* complémentaire du violet mêlé au gris le modifie en en verdissant le bleu et en en abaissant le ton à cause de sa propriété essentiellement lumineuse.

En définitive, puisque toutes les complémentaires du rouge, de l'orangé et du jaune renferment du bleu, et que les complémentaires du vert, du bleu et du violet n'en renferment pas, on voit parfaitement pourquoi les fonds violet, bleu, et vert surtout, sont les plus aptes à modifier le gris.

Ces exemples sont bien remarquables pour faire sentir les avantages de l'analyse et de la synthèse mentales.

En effet, en montrant les différentes modifications du gris placé sur les fonds des six couleurs précitées, un grand nombre de personnes m'ont demandé pourquoi le fond *vert* a plus de puissance pour modifier le gris que les cinq autres fonds. J'avoue n'avoir bien satisfait à la question, qu'après la distinction des trois couleurs *dites primitives* caractérisées comme je l'ai fait plus haut, et si un exemple peut être cité en faveur de *l'analyse* et de *la synthèse mentales,* je n'en connais pas en ce moment de plus frappant que celui-ci.

ADDITION.

J'ai fait, dans le second Mémoire, deux citations relatives à deux personnes qui, au dire du duc de Saint-Simon, auraient eu *les cheveux de couleur verte*. Si la citation d'une note du même auteur dans le tome VIIIe, page 7, du Journal de Dangeau (1), était exacte, le duc de Saint-Simon en aurait connu une troisième, le président Rose, un des quarante de l'Académie française et un des quatre secrétaires du Roi.

Voici la phrase : « Encore un mot à propos de ce bon-« homme, avec sa calotte de satin, *ses cheveux verts* et son « rabat presque d'abbé, son petit manteau... » J'ai dit si la citation est exacte, car, dans l'édition des Mémoires du duc de Saint-Simon de Delloye, 1840, on lit : « Rose étoit « un petit homme ni gras ni maigre, avec un assez beau « visage, une physionomie fine, des yeux perçants et pétil-« lants d'esprit, un petit manteau, une calotte de satin sur « ses *cheveux presque blancs*, un petit rabat uni presque « d'abbé..... »

Dans les éditions des Mémoires du duc de Saint-Simon,

---

(1) Édition de Firmin-Didot frères, 1856.

postérieures à l'édition de Delloye (1), les cheveux du président Rose sont dits presque blancs.

Voulant savoir si la citation de la note du duc de Saint-Simon, annexée au Journal de Dangeau, était exacte, je me suis adressé à l'honorable M. P. Faugère qui a bien voulu faire constater sur le manuscrit du Journal de Dangeau, qui est au ministère des affaires étrangères, que la note du duc de Saint-Simon qualifie de *verts* les cheveux du président Rose, mais M. Faugère dit que le manuscrit de Dangeau ainsi que les notes ne sont point autographes.

Quoi qu'il en soit, j'affirme que rien n'est plus fréquent, comme le duc de Saint-Simon l'a observé le premier, à ma connaissance, que l'apparence *verdâtre* ou *bleuâtre* que présentent les cheveux et la barbe vus sous l'aspect relatif, soit sur un vêtement rouge ou orangeâtre, soit sur une peau vermeille, ou, ce qui est plus fréquent, orangeâtre.

Et ici je ne puis trop insister sur le grand avantage que donne pour l'appréciation précise et rapide des couleurs la connaissance *de la loi du contraste simultané des couleurs;* — elle donne, en effet, à la vue une rectitude de vision sans laquelle il est impossible d'apprécier exactement je ne dis pas la *couleur réelle,* mais les couleurs modifiées de deux objets juxtaposés.

Cette certitude que la *loi du contraste* donne à la personne qui la connaît est analogue à l'effet de la rampe d'un escalier qu'on descend, au trait qui circonscrit deux par-

---

(1) Édition de M. Chéruel. Édition de Ad. Regnier.

ties légèrement teintées qu'on veut distinguer, et la vue des lettres exprimant des paroles que l'on n'entendrait pas lorsqu'elles arrivent à l'ouïe en même temps que les sons musicaux d'un grand nombre d'instruments qui les accompagnent.

TABLE DES MATIÈRES.

ÉTUDES DES PROCÉDÉS DE L'ESPRIT HUMAIN
DANS
LA RECHERCHE DE L'INCONNU A L'AIDE DE L'OBSERVATION ET DE L'EXPÉRIENCE
ET DU
MOYEN DE SAVOIR S'IL A TROUVÉ L'ERREUR OU LA VÉRITÉ.

LA SCIENCE DEVANT LA GRAMMAIRE

PREMIER MÉMOIRE.

Ire SECTION.

IIe SECTION.

APPLICATION DES NOTIONS PRÉCÉDENTES
A L'ÉTUDE DES SCIENCES DE LA PHILOSOPHIE NATURELLE
ET DES SCIENCES MORALES ET POLITIQUES.

IIIe SECTION.

L'ENSEIGNEMENT DEVANT L'ÉTUDE DE LA VISION

ET DE LA LOI DU CONTRASTE SIMULTANÉ DES COULEURS.

DEUXIÈME MÉMOIRE.

Ire SECTION.

IIe SECTION.

EXPLICATION DE NOMBREUX PHÉNOMÈNES

QUI SONT UNE CONSÉQUENCE DE LA VIEILLESSE.

TROISIÈME MÉMOIRE.

Ire SECTION.

IIe SECTION.

FIN DE LA TABLE.

Paris. — Typ. de Firmin Didot frères, impr. de l'Institut, r. Jacob, 56

www.ingramcontent.com/pod-product-compliance
Lightning Source LLC
Chambersburg PA
CBHW070517200326
41519CB00013B/2827
* 9 7 8 2 0 1 3 7 5 0 1 9 6 *